『瑜伽文库』编委会

瑜伽文库
YOGA LIBRARY

瑜伽文库
YOGA LIBRARY

正念 · 解读

The Secret of Health:
The Philosophical Perspective of Ayurveda

健康的秘密

阿育吠陀的哲学视角

石秋轶 / 著

四川人民出版社

图书在版编目（CIP）数据

健康的秘密：阿育吠陀的哲学视角 / 石秋轶著.
成都：四川人民出版社, 2025.3. --（瑜伽文库 / 王志成）. -- ISBN 978-7-220-13721-1

Ⅰ. R793.51

中国国家版本馆CIP数据核字第2024LF6938号

JIANKANG DE MIMI — AYUFEITUO DE ZHEXUE SHIJIAO

健康的秘密——阿育吠陀的哲学视角

石秋轶　著

出 版 人	黄立新
责任编辑	蒋科兰　孙　茜
版式设计	张迪茗
封面设计	李其飞
责任印制	周　奇
出版发行	四川人民出版社（成都三色路238号）
网　　址	http://www.scpph.com
E-mail	scrmcbs@sina.com
新浪微博	@四川人民出版社
微信公众号	四川人民出版社
发行部业务电话	（028）86361653　86361656
防盗版举报电话	（028）86361653
照　　排	四川胜翔数码印务设计有限公司
印　　刷	成都蜀通印务有限责任公司
成品尺寸	146mm × 208mm
印　　张	9
字　　数	191千
版　　次	2025年3月第1版
印　　次	2025年3月第1次印刷
书　　号	ISBN 978-7-220-13721-1
定　　价	58.00元

绪言

阿育吠陀（Āyurveda），即吠陀医学，是世界上最古老的医学体系之一，人—自然—宇宙和谐共存的中心思想是其历久弥新的重要原因。从词源语义上看，“āyurveda”是由“āyus”和“veda”两个语素所组成的复合词。前缀“āyus”来自“āyuṣaḥ”一词，意为“生命”，是指身体、感官、心智与自我意识的结合体（《遮罗迦本集》Ⅰ, 1, 42）[①]，因此“阿育吠陀”在印度文化中代表“生命的科学”。有关阿育吠陀的记载最初出现在古老的《梨俱吠陀》（*Ṛg-veda*）中，而后则作为副吠陀附属于晚些时候出现的《阿闼婆吠陀》（*Atharva-veda*），并逐渐开始孕育成独立的医学系统。

古印度的先贤是这样介绍阿育吠陀的：

这门科学在告诉我们什么是有益的，什么又是有害的；为我们说明人为什么会痛苦，又怎样获得喜乐；向我们解释实体的特性和作用，

① 本文所引的《遮罗迦本集》原文均来自 Sharma P V. *Caraka Saṃhitā: Text with English Translation*. Varanasi: Chaukhambha Orientalia, 1981.

它们何以和谐相容又何以产生排斥；综上，阿育吠陀揭示生命与长寿之奥秘。(《遮罗迦本集》Ⅰ,1,41)

阿育吠陀是古代医者们经过长期不懈的实践经验总结出的疾病治疗方略与健康指南，其知识涉及自然科学与生命科学，同时也包含大量概念知识及系统理论。与吠陀思想的总体原则一致，阿育吠陀基于个体与普遍之间的同一性，将生命定义为身、心、灵的集合，追求内在与外在的和谐统一，并强调在日常生活中进行实践，它关注生命和生命的质量，关心人类身体的健康与精神的幸福，也涉及生命目的的探索，讨论何为自由与圆满。

印度主流学者往往认为阿育吠陀是一门全面的、整体的、成熟的生命学科。由于阿育吠陀诞生于古代印度的文化背景下，带有诸多学问尚未分化时代的历史特征，因此一些印度学者视其为印度的“元科学”或“母科学”。查托帕迪就在其所著的《古代印度的科学与社会》(*Science and Society in Ancient India*)中阐述道：“古代印度的医学具有比现代所说的医学更为深远和广泛的含义。在我看来，它构成了通常所说的自然科学，尤其是广义自然科学的原始内核。从这个核心，不仅产生了解剖学、生理学，最终还派生出了现代科学里的植物学、动物学、化学、物理学、气象学、矿物学。”①

阿育吠陀最为重要的三部代表医典，分别是至今仍广泛应用的内科医学著作《遮罗迦本集》(*Caraka Saṃhitā*)、重点论述外科手术方法的《妙闻本集》(*Suśruta Saṃhitā*)及综合前二者观点精要的《八支心

① Chattopadhyaya D. *Science and Society in Ancient India*. John Benjamins Publishing, 1978.

要集》（*Aṣṭāñga Hṛdaya Saṃhitā*）。从中我们能看到古代医者们为人类健康所做出的努力，他们把自然与社会当作医学实验室，借助敏锐的洞察与不懈的临床实践，确立了宇宙与人的统一性法则，又把自然规律的奥秘应用到人类现世利益之中。得益于阿育吠陀医典，古代印度医学开始摆脱“巫医”的面貌，进一步向科学化的医学靠拢。

如果从当代科学的实用角度来进行概念划分，我们可以将阿育吠陀解释为一种传统医学体系或者理论体系。作为一门生命之学，通常需要涉及“解释与治疗疾病”和“维系与促进健康”两大方面。就“解释与治疗疾病”而言，阿育吠陀具备一套健全的疾病解释体系，并且能给出具体的解决办法；就“维系与促进健康”来说，阿育吠陀医典也能提供相当于现在的养生保健的诸多方式方法。由此可见，阿育吠陀在一定的历史时期实实在在地支撑着整个古代印度医学卫生事业的发展。

阿育吠陀扎根于婆罗门宗教文化，与本土精神信仰紧密相连，带有丰富的思想研究价值。对于印度民族来说，人生至关重要的“四大主旨”（《摩诃波罗多》XVIII, 5, 38）[①]是：

a. 正法（dharma），即有益于人与社会的正确作为。

b. 利益（artha），即富裕与生产的积累。

c. 爱欲（Kāma），即现世愿望与情欲的满足。

d. 解脱（mokṣa），即通过对神与自我的证悟而实现教化。

① 《摩诃婆罗多》认为人生的四大目的是法、利、欲和解脱。见毗耶娑著，黄宝生译：《摩诃婆罗多：毗湿摩篇》，译林出版社，2018年，第5页。

基于这四大主题，阿育吠陀认为要履行责任、获得富足、自我实现并最终从生死轮回中获得自由的重要前提是拥有一个健康的身体，因为"健康是德行、财富、如意和解脱的基石"(《遮罗迦本集》Ⅰ，1，15)。因此，它的生命观所关注的内容并不单纯停留在身体与疾病层面，而是要从根本上探讨一种能够提升生命质量的生活方式，涉及社会与人伦、灵魂与本质等的讨论——这正好也是哲学所追问的对象。

在阿育吠陀，乃至在整个古印度文明中，医学与哲学从未分开过。阿育吠陀所处的时代是印度各大哲学流派最为活跃的阶段，其发展历经了印度各大经典与各哲学流派的观念洗礼，与印度主流哲学有着千丝万缕的联系：阿育吠陀的宇宙观基本架构在数论哲学的模型之上，但它对模型中各个概念与实体的诠释却并不完全依赖于数论经典，而是基于自身需要兼容了古印度诸家流派的思想。在概念解释上，阿育吠陀更加倾向于奥义书时期的观念，或者说它更接近于早古形态的数论；在理论风格上，阿育吠陀更亲近于正理—胜论派，其思想带有明显的逻辑辩证色彩，以理性主义来面对各种形而上的问题；在终极问题上，阿育吠陀也不像数论派那样与吠檀多相对立，它承认有一个至高无上的因，由这个因生成世界，物质不能超越这个因，物质的属性也并不能脱离物质独立存在。不过我们也很难断言阿育吠陀的某一观念是否继承于某一派哲学，或者是在某种既定理论的影响下才产生的，因为不论是阿育吠陀中的哲学还是医学，都是以古印度文明特有的思维方式为共同基础。

阿育吠陀在根本上起始于人类对自然界与生命现象的最初觉察，当它作为一门科学或医学技术时，其理论范畴又呈现出相对独立的一面。阿育吠陀一直在重点强调的核心思想是——与世间诸物质的组成一样，存在于一切物质中的五大元素也同样存在于每个人体内。因此，阿育吠陀看待人的健康与疾病问题均从整体的角度出发，立足于个体物质与宇宙物质、个体意识与宇宙意识之间的内在联系。这种整体观也为阿育吠陀在应对病因诊断、疾病治疗、疾病预防和健康管理等方面提供了最根本的理论基础，同时也是阿育吠陀对“梵我一如”的独立解读——它并不追求一味地向形而上靠拢，而主张的是打通上与下、天与地、梵与人、宇宙与身心的关系，是一门相当注重实际的、入世的学问。

随着全球各地对传统医学的关注回热，阿育吠陀的公众关注度正在飞速上升，近年来被不少西方国家认可为一类正规的医疗手段。在我国，大健康理念的全民普及推动了诸多身心疗愈项目的发展，阿育吠陀也因此走进了更多国人的视野。对阿育吠陀感兴趣的人们或许已经通过一些书籍了解了它的基本理论，然而其所依托的深奥的哲学背景却少有书籍充分涉及。

本书立足于《遮罗迦本集》《妙闻本集》与《八支心要集》三大阿育吠陀经典文本，采用医学哲学的研究范畴作为脉络，对原典的内容进行结构梳理，以还原阿育吠陀医学体系的清晰概貌。再从古印度吠陀哲学的思维模式出发，结合古典吠陀文献与印度六派哲学相关经典，对阿育吠陀的诸多专业术语追本溯源，重拾阿育吠陀医学理论背后的思想内核。基于此，不论是想要初步了解阿育吠陀医学原理的读者，还是想要深入挖掘阿育吠陀哲学背景的读者，都可以通过这本书获得启蒙与指引。

目　录

CONTENTS

第四章　阿育吠陀的治疗观

第五章　阿育吠陀与瑜伽哲学

第一章

阿育吠陀的历史与发展

THE SECRET OF HEAL… …CTION TO AYURVEDIC PHILOSOPHY

对于阿育吠陀的悠久的演化发展史，学者齐思科·肯尼斯提出了一种“三阶段划分说”[1]：以阿育吠陀作为主视角，第一阶段为公元前12世纪至公元9世纪“吠陀时期”，此时的阿育吠陀思想主要体现在吠陀本集之一的《阿闼婆吠陀》中，以咒法或仪轨作为医疗手段；而《遮罗迦本集》《妙闻本集》和《八支心要集》等系统化的医学典籍的相继出现，代表阿育吠陀到达了兴盛的“经典时代”；第三阶段从公元11世纪开始，外来文化的涌入使得阿育吠陀不得不进入一个与多方医学思想碰撞和对话的“融合时代”，而这个阶段也一直延续至今。依照“三阶段划分说”的思路，本章将以阿育吠陀为主视角，对印度传统医学的发展史进行一场回顾与游历。

第一节
吠陀时期的阿育吠陀

我们将要谈及的古印度文明不限于今天的印度共和国的政治边界，它包含有巴基斯坦、尼泊尔、孟加拉国与斯里兰卡等整个南亚次大陆文化圈，其起源可以追溯到上古时代。据考古

① Zysk Kenneth Gregory. Mythology and the Brahmanization of Indian Medicine: Transforming Heterodoxy into Orthodoxy//Folke Josephson. *Categorisation and Interpretation*. Göteborg: Göteborg Universitet, 1999, pp. 125–145.

学界对美赫尕尔（Mehrgarh）遗址[①]的研究表明，在公元前7000年前后，印度地区就诞生了原始的农业文明。碳-14年代测定显示，美赫尕尔文化一直延续到了哈拉帕文明的出现[②]。哈拉帕文明，又称“印度河文明”，大约开始于公元前2400年，公元前1700年结束。其繁荣时期为公元前2200年至前1800年。这一时期，哈拉帕（Harappa）、摩亨佐达罗（Mohenjodaro）和多拉维拉（Dholavira）等古代城镇开始兴建。大部分城市遗址都分布于一条名为“萨拉斯瓦蒂”（Sārasvatī）的古代河流沿岸，有部分学者也称其为“萨拉斯瓦蒂文明”或“印度河—萨拉斯瓦蒂文明”。据考察，萨拉斯瓦蒂河位于南亚次大陆西北部，由喜马拉雅山脉向西南一直延伸到阿拉伯海。在这一时期，当地已产生了神话与民间信仰，并促成了后来的吠陀宗教与哲学思想的萌发[③]。

公元前1500年左右，雅利安人越过兴都库什山进入印度西北部，给南亚次大陆带来了新的文明。也就在这一时期，四吠陀本集的第一部《梨俱吠陀》（*Ṛg-veda*）诞生，其中大量对自然神的歌颂或多或少受到了印度本土文化的影响。即便萨拉斯瓦蒂河早在公元前2000年左右就已枯竭，依旧可以在《梨俱吠陀》中找到对这条河的赞颂诗[④]，而后来在其他印度古典文献中

---

① 美赫尕尔遗址位于印度河平原和俾路支丘陵地带之间，20世纪70年代由法国考古队在巴基斯坦考古局配合下发现。

② 徐朝龙：《美赫尕尔（Mehrgarh）——南亚次大陆上最早的新石器时代遗址》，《农业考古》1992年第1期，第78—86页。

③ Huntington L Susan. *The Art of Ancient India*. New York: Weather Hill, 1985, pp. 20–23.

④ 巫白慧：《〈梨俱吠陀〉神曲选》，商务印书馆，2020年，第235—237页。

也用类似的方式称赞恒河。

《梨俱吠陀》作为四吠陀中最早的一部，谈及了诸多对宇宙本原以及神和人的本原的哲学思考，其中也已包含了阿育吠陀的基础理念。“原人”（Puruṣa）概念的出现引发了后续阿育吠陀对人与身体的关系的讨论，《梨俱吠陀》中对太阳、水、火等自然力量的崇拜则直接影响了阿育吠陀对生命现象的理解，也奠定了自然疗法的逻辑原型。阿育吠陀的瓦塔—皮塔—卡法“三道夏学说”的思想雏形最初就来自《梨俱吠陀》所描述的三种宇宙力量——伐尤（Vāyu）、阿耆尼（Agni）和苏摩（Soma）。风神伐尤掌控着物质界的风与生命体的呼吸（prāṇa），火神阿耆尼主导着生命的现象转化与秩序平衡，苏摩代表着“不死甘露”（amṛta），在阿育吠陀中用以指代身体内部的水分或营养，同时也指世间能治愈疾病的草本植物的主宰。

《娑摩吠陀》（*Sāma-veda*）和《夜柔吠陀》（*Yajur-veda*）这两部本集主要是祭祀的实用指南，其中所记载的祷词与仪式被古印度人视作一种对宇宙能量的利用和体验。《娑摩吠陀》虽很少谈及医学，但其中的一些颂词被古印度人认为具有治愈力量，吟诵它们可以给生活带来健康与和谐，因此印度传统医学也会使用咒语、音乐和声疗法对身体进行辅助治疗。《夜柔吠陀》则记述了大量的仪式仪轨，一些颂文中也表现出了对生命品质与身体健康的强烈关注，例如《白夜柔吠陀》（*Śukla Yajurveda*）第三章第17颂中对火神的祭祀：“火神啊，你是身体的保护者，保护我的身体！火神啊，你是长寿的给予者，给予我长寿！火神啊，你是光辉的给予者，给予我光辉！火神啊，补足我身上的欠缺！”（《白夜柔吠陀》Ⅲ，17）[①]另外，《夜柔吠陀》中也谈论到了人和动物的生理结构，还从植物形态学方面对祭祀用的草药进行了描述。

如果说上述三部吠陀本集只是一些吠陀时期朴素健康观的影射，那么《阿闼婆吠陀》则更为明确地讨论了疾病、草药与医疗行为等日常健康实践。《阿闼婆吠陀》也译作《禳灾明论》，一般认为，它的出现标志着雅利安人的生活范围已经延伸至自然资源丰沛的孟加拉地区。《阿闼婆吠陀》中的大部分颂词都与治病祛邪或祈求健康有关，内容还涉及了具体的草药利用与特定疾病的治疗方法。例如，在《阿闼婆吠陀》第六卷第105首中就介绍了一组治疗咳嗽的颂词：“如磨利的箭，疾速飞向远方，咳嗽也如此疾飞，远离这辽阔的大地。”（《阿闼婆吠陀》Ⅵ，105，2）[②]根据学者斯瓦米·提尔塔所著《阿育吠陀百科全书》统计，在《阿闼婆吠陀》中有5977首颂歌和赞美词是在讨论解剖学、生理学以及外科学[③]。尽管《阿闼婆吠陀》中的医学本质上是一种“巫术医”，但其中已经存在对人体结构、消化功能、血液循环、药用植物的划分、疾病防控等方面的朴素描述[④]，因此也被学界普遍认为是印度传统医学的主要源头。浙江大学王志成教授就此也指出：“阿育吠陀思想是在《阿闼婆吠陀》中才开

① 季羡林：《印度古代文学史》，北京大学出版社，1991年，第25页。
② 林太：《〈梨俱吠陀〉精读》，复旦大学出版社，2008年，第58—59页。
③ Swami Sadashiva Tirtha. *The Āyurveda Encyclopedia*. Bayville, New York: Ayurveda Holistic Center Press, 2005, p. 3.
④ Joshi KL. *Atharvaveda Samhita: Sanskrit Text, English Translation, Notes & Index of Verses*. Delhi（India）: Parimal Publications, 2015, pp. v–xxi.

始作为一门学问而初见雏形的。”[1]

严格来说，阿育吠陀属于“副吠陀”（*Upaveda*）之一，她是对《阿闼婆吠陀》的补充和演绎。其他同样得以保存下来的副吠陀，如指导武术与军事兵法的《他奴罗吠陀》（*Dhanur Veda*）、讨论建筑技艺的《斯塔波迪耶吠陀》（*Sthapatya Veda*）以及关于音乐学与舞蹈学的《甘达婆吠陀》（*Gaṇdharva Veda*）等均对古印度人民文化生活产生了重要影响，同时在应用上也与阿育吠陀存在着联系或呼应。比如《他奴罗吠陀》中指出了人体具有类似中医穴位一样的“能量点”，还讲授了一些强身健体的知识；阿育吠陀在实施医疗手段时也会利用《斯塔波迪耶吠陀》所阐述的环境、地理、方位与健康的关系，即印度的传统风水学（Vastu）。而《甘达婆吠陀》教导如何使用音乐的力量来调和人的身心状态，与阿育吠陀的部分治疗理念不谋而合。此外，阿育吠陀也与《吠陀六支》（Vedāngas）[2]中的吠陀天文学（Jyotiṣa）相联系。阿育吠陀将星象视为一种疾病诊断和疾病预后的重要辅助手段，借此推测疾病的发展过程以及药物的使用时机，例如月相变化或行星运行可能会对药效产生的影响。戴维·弗劳利对此解释道，阿育吠陀揭示的是生命力的运作，而吠陀天文学描述的是宇宙业力的运动，二者的结合让阿育吠陀

① 王志成：《阿育吠陀瑜伽》，四川人民出版社，2018年，第13页。

② 《吠陀六支》是指六种学习吠陀经专用的辅助学科，包括毗耶羯那论（Vyākaraṇa，语法学）、尼禄多论（Nirukta，语源学）、阐陀论（Chandas，音韵学）、式叉论（Śikṣa，语音学）、竖底沙论（Jyotiṣa，天文学）和劫波论（Kalpa，仪轨学）。

诊疗过程变得综合化。[1]

由吠陀本集催生出的一系列婆罗门诸经典也进一步促进了阿育吠陀思想的成型。公元前9至前7世纪出现的《梵书》（*Brāhmaṇa*）详细提到了5种生命气与人体“组织”（dhātus）的概念，以及128种药用植物；奥义书（*Upaniṣads*，公元前7—前6世纪）涉及的草药虽不多（31种），但它为阿育吠陀提供了身、心、灵三位一体的理论视角，是阿育吠陀诸多医学范畴与概念设定的初始背景；两大史诗时代（公元前500年至前300年）的《罗摩衍那》（*Rāmāyaṇa*）中，有对诸如囊状紫檀（asana）、印度无忧花（aśoka）、崖爬藤（arjuna，又名阿江榄仁树）、印度楝（nimba）和糖胶树（saptaparṇa）等阿育吠陀代表性草药的记载[2]。阿育吠陀用于解释人类精神健康的“三德学说”也在另一大史诗著作《摩诃婆罗多》（*Mahābhārata*）中的《薄伽梵歌》（*Bhagavadgītā*）部分有所体现。在这一阶段，早期的萨拉斯瓦蒂文明保留下来的部分知识与日渐壮大的婆罗门宗教哲学实现了进一步融合，且逻辑辩证与瑜伽实践的兴起也为阿育吠陀理论文本的正式诞生做足了铺垫。

从这个时期起，古代的阿育吠陀医者们开始有意识地收集散落在吠陀文献中一切与医学相关的材料，对相关疗法、疗效进行实践与验证，尝试以更为系统化的方式来梳理和解释阿育吠陀的医学内涵。以公元前1世纪为中心，由伟大医者们整理汇编出来的阿育吠陀“文献集”（saṃhitā）便应运而生。其中，享

---

① Frawley David. *Āyurveda: Nature's Medicine*. Twin Lakes, Wisconsin: Lotus Press, 2001, p. 12.

② 季羡林:《季羡林全集：罗摩衍那》，外语教学与研究出版社，2010年。

有盛名、对学界有巨大影响力的两部阿育吠陀医典是《遮罗迦本集》和《妙闻本集》，分别来自当时的两大阿育吠陀学派——专研内科医学的阿提耶学派与主攻外科医学的昙梵陀利学派。而后期成书的《八支心要集》则作为两大经典的提炼、综合与补充，也扩展了一些草药与制剂的运用。与绝大部分以古代印度为背景的研究对象一样，阿育吠陀思想史的研究一直面临着年代精准度的问题，正如美国语言学家惠特尼（W. D. Whitney）在其著作《梵文语法》（*A Sanskrit Grammar*，1888年）中所说的："在印度文学史中写到的年代，就像保龄球的瓶子一样一触即倒。"但可以确信的是，阿育吠陀诸医典的编撰与成型都经历了复杂的过程，绝非一人之力，而是集合了历代阿育吠陀医者们孜孜不倦的探索与实证，是古代哲学与医学的智慧结晶。

第二节
经典时代与三大原典

在婆罗门神话体系中，双马童阿什维尼·库马尔斯（Aśhwini Kumars）被视为阿育吠陀的天界主神。根据《梨俱吠陀》（RV. Ⅶ. 71）的描述，这对双生子拥有治病救苦的能力。他们行医于世界，能使盲人复明，可令青春重现，或让残疾者复全，以灵丹妙药挽救病入膏肓者，也让濒临死亡者起死回生。双马童阿什维尼代表生命力量的舒张与收缩的二重性质，彰显着一种与平衡性相关的强大治愈力，因此他们也被称为"众神的医师"。另外，有学者认为在《梨俱吠陀》（RV. Ⅱ. 33）中出现的鲁陀罗神（Rudra）也是一个十分典型的阿育吠陀医师代表[①]。鲁陀罗被描述为一位拥有千百医方的伟大内科医生，享有“治病者”（jalasa）和“拥有治病药方”（jalasa-bheṣaja）的称号，并且《鲁陀罗赞》里就多次出现对鲁陀罗使用的药物、药方的赞颂[②]。而鉴于《梨俱吠陀》所刻画的形象大多与被神性化的物理现象原型有关，鲁陀罗是否在历史上真有其人已经不可考。

阿育吠陀的凡间守护神则被普遍认为是昙梵陀利（Dhañvañtari，也译作“德罕温塔里”或“川焰”）。《摩诃婆罗多》“阿斯谛伽篇”第十六章描绘了众神与阿修罗一起搅动乳海寻找不死甘露的故事，“尔后，相貌英俊的医神昙梵陀利从大海中冉冉升起，他手捧一只白色的钵子，不死甘露就装在钵子里面”[③]。在《摩诃婆罗多》的附录《诃利世系》（*Harivaṃśa*）第二十九章中，毗湿奴（Viṣṇu）要求昙梵陀利作为神的化身下凡参与人间轮回，以便把阿育吠陀的智慧带给世人。于是，昙梵陀利便化身成了古印度贝拿勒斯（Benares）[④]地区的迦尸国（Kāsi）国王迪沃达萨（Divodāsa），开始向门徒和族人们传授来自因陀罗（Indra）的阿育吠陀知识。昙梵陀利是一位精通古典医学的圣人，他所讲授的吠陀医学博大精深，也促成了昙梵陀利医学学派的诞生。因此，昙梵陀利也被誉为印度吠陀生命医学的始祖[⑤]。

---

① Narayanaswamy V. Origin and Development of Ayurveda: A Brief History, *Ancient Science of Life*, 1981, vol. 1, no. 1, pp. 1–7.

② 巫白慧:《〈梨俱吠陀〉神曲选》，商务印书馆，2020年，第142—146页。

③ 毗耶娑著，金克木、赵国华、席必庄译:《印度古代史诗摩诃婆罗多》，中国社会科学出版社，2005年，第61页。

④ “贝拿勒斯”是印度教圣地瓦拉纳西的古称，因地处瓦拉纳河和阿西河之间，于1957年改为现名称。

⑤ 黄心川主编:《南亚大辞典》，四川人民出版社，1998年，第396页。

结合《遮罗迦本集》《妙闻本集》和《八支心要集》三大医典在开篇部分的记述，我们可以大致勾勒出一个兼顾神话与史实的阿育吠陀的传承体系：阿育吠陀最初是由三大主神之一的梵天为保护人类而创建的，梵天把阿育吠陀传授给生主达刹（Prajāpati），生主又传授给双马童，再由双马童授予雷电神因陀罗。一方面，婆罗堕遮（Bharadvāja）向因陀罗求得内科医学知识，并讲授给阿提耶尊者（Ātreya Punarvasu）在内的诸仙人，构成了阿育吠陀的内科医学。另一方面，因陀罗又把外科技艺传授给了化身迪沃达萨国王的昙梵陀利，最终又被妙闻氏（Suśruta）等人间医者所习得。

在印度文化中普遍存在着把古代知识的传承源头归结于神授的现象，这也是为什么有大部分印度人深信阿育吠陀医学在太古时代就已经成型的原因。但并不能因此直接否定阿育吠陀医学的科学性，因为事实上它并不归功于某位神、也不产生于特定某个人的头脑，而是基于古代印度人民在文明发展过程中对宇宙、自然、社会与人体现象的洞察、思考与总结。其实，在公元前6到前5世纪之前的印度医疗行为多数是以咒法为主，这种吠陀时期碎片化的医学形态也因阿育吠陀学术医典的出现而得以终结。

《遮罗迦本集》《妙闻本集》与《八支心要集》这三部阿育吠陀医典的问世对于印度传统医学具有极为重要的意义与价值。《遮罗迦本集》《妙闻本集》让阿育吠陀在真正意义上成为一门具备逻辑理性、独立性且系统化的完整学科，《八支心要集》则标志阿育吠陀体系的成熟化。它们的编撰者——遮罗迦（Caraka）、妙闻氏（Suśruta）和瓦跋塔（Vāgbhaṭa）也被誉为阿育吠陀三医圣（Vṛddhātra）。但必须说明的是，三大医典的成集不完全归功于这三位医圣，其中不乏诸多古代的思想家与其他医学实践者的修订与补充。

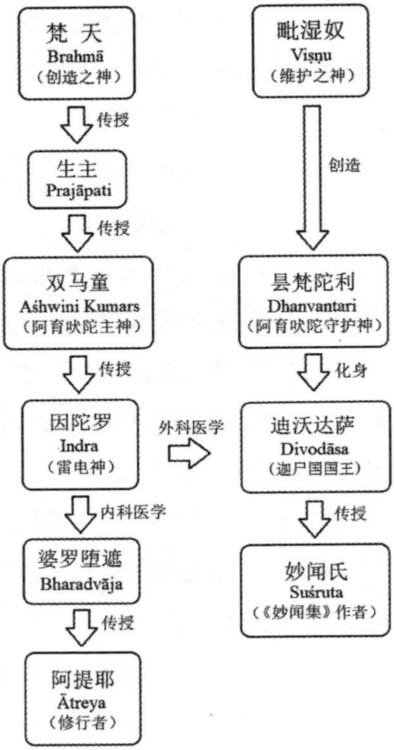

图 1.1　阿育吠陀知识传承体系

我国自然科学史专家廖育群教授指出："《妙闻本集》也罢，《遮罗迦本集》也罢，皆非某个人在某个时期写成的作品（在这点上与西方的希波克拉底及盖伦的作品的性质不同）。成为这些医书之中核心的思想与技术，酿成于印度思想的摇篮期，不同的医家与思想家将其付诸实践，在反复的试行错误中渐次调整才形成文献的体裁，而其文字内容又是经多少代人不断改编着。"[1]也有学者认为，想要追溯这些文本的精确日期已经不太可能，而且它们自7—8世纪以来一直在不断地被编辑和补充[2]。然

① 廖育群：《阿输吠陀——印度的传统医学》，辽宁教育出版社，2002年，第38—39页。

② Glazier A. (2000). A landmark in the history of Ayurveda. *The Lancet*, 2000, vol. 356, issue 9235, p. 1119.

而，我们仍旧可以从医典的编纂者与部分内容记载中找到一些线索，借此大致地还原三大医典的成书背景。

1.《遮罗迦本集》（*Caraka Saṃhitā*）

现今出版的大部分阿育吠陀的相关文献对《遮罗迦本集》的成书年代均未做出明确定论，或者说只给出了一些模糊的推测。戴维·弗劳利认为《遮罗迦本集》的原始稿最早可能在公元前1500年就出现了，是比《妙闻本集》更古老的存在[①]。这无疑是一个相当大胆的观点，显然戴维·弗劳利所指的应该是《遮罗迦本集》所代表的阿提耶学派的出现年代，那么公元前1500年这个时间也并非毫无依据。在《遮罗迦本集》（Ⅰ，21，62）原文的记述中，阿提耶尊者是噬者仙人（Atri）的儿子，而噬者仙人又是《梨俱吠陀》第五卷的作者。因此，与《阿闼婆吠陀》关系紧密的阿提耶学派的确有可能早在吠陀时期就建立了。季羡林也表示，从语言、诗律以及内容中透露的地理和文化背景可以证明《阿闼婆吠陀》晚于《梨俱吠陀》，但巫术、巫医诗歌是要早于《梨俱吠陀》所代表的颂神诗歌的[②]。再者，《阿闼婆吠陀》也首次提到了环住王（Parīkṣit）的名字，而一般认为这位印度国王所处年代与难陀王朝（公元前400—前300年）相差了约一个世纪，所以《阿闼婆吠陀》应该成书于1400年至1300年。基于此，皮亚瓦特·夏马认为阿提耶学派应出现于

① Frawley David. *Ayurveda: Nature's Medicine*. Twin Lakes, Wisconsin: Lotus Press, 2001, p. 14.

② 季羡林:《印度古代文学史》，北京大学出版社，1991年，第27页。

《阿闼婆吠陀》成书之后与波你尼（Pāṇini）出现[①]之前这个时间段，大约在公元前1000年[②]。

据《遮罗迦本集》第一卷开篇介绍，阿提耶尊者得益于因陀罗传下来的诸多医学知识，后又教导出了六位才学杰出的弟子，分别是：如火氏（Agniveśa）、毗卢（Bhela）、胭脂耳（Jatūkarṇa）、婆罗舍罗（Parāśara，破灭仙人）、青苗（Hārīta，诃利多、诃里底）和差罗波尼（Kṣārapāṇi）。其中，如火氏被认为是《遮罗迦本集》最初版本的作者，在《遮罗迦本集》原典的大部分章节末尾均出现了“由如火氏撰写的关于……的第……章在这里结束”的表述，随后才紧跟“由遮罗迦编订”。这样看来，如火氏本人比遮罗迦更有资格被称为本医典的原始著者，因此《遮罗迦本集》的最初版本也被称为《如火氏教法》（*Agniveśa -tantra*）。

我们现今看到的《遮罗迦本集》原典，是《如火氏教法》经过遮罗迦（第一次编订）和特里达巴拉（Dṛḍhabala）（第二次编订）更新后的版本。鉴于此，如果要进一步确定《遮罗迦本集》的成书时间，相对直接的方法是考证如火氏、遮罗迦以及后来二次编订该医典的特里达巴拉这三人的生活年代。如火氏是阿提耶最重要的弟子之一，由于波你尼所著的《八章书》（*Aṣṭādhyāyī*）中已经数次提及如火氏。因而普遍认为如火氏在波你尼所处时代（公元前6至前4世纪）之前就已经是知名

---

① 波你尼：古印度著名语法学家，著有《八章书》（*Aṣṭādhyāyī*），大约生活在公元前6世纪至前4世纪。

② Sharma P V. *Caraka Saṃhitā: Text with English Translation*. Varanasi: Chaukhambha Orientalia, 1981, p. viii.

人物。

关于遮罗迦的生活年代，学界则是众说纷纭。20世纪初，英国东方学学者鲁道夫·霍恩勒在其论文《古印度医学研究》中通过古典文献互引的先后顺序推断出遮罗迦大概生活在公元2世纪[①]。北京大学东方文学研究中心学者陈明以《杂宝藏经》卷七中的记载为据，认为遮罗迦是贵霜王朝（Kushan）的君王迦腻色伽一世（Kanīska Ⅰ，公元100年左右）的宫廷御医[②]。但也有观点认为“遮罗迦”可能不是一个人而是一个团体。皮亚瓦特·夏马指出，“遮罗迦”有时也指代《黑夜柔吠陀》（*Krishna Yajurveda*）[③]传统中的一个分支教派团体，那么《遮罗迦本集》的作者也有可能是一个被称为“遮罗迦”团体，或者“遮罗迦”是该团体的成员之一。例如，《阿闼婆吠陀》曾经也存在一个分支叫“Vaidyacāraṇa”，这个分支可能是印度现今还存在的行医团（vaidyas）的前身，是一支流动于村落与村落间服务民众的医疗团体，这种命名习惯也许同样被用在了“遮罗迦”上，因为“caraka”的前缀“car-”确实含有“走动、流动”之意。从这个观点出发，“遮罗迦”便不再限于某位身处皇宫的御医，也可能是古代行游世间、在各地悬壶济世的一位医者或医疗团队。

---

① Hoernle Rudolph. Studies in Ancient Indian Medicine V. — The Composition of the Caraka Samhita in the Light of the Bower Manuscript. *Journal of the Royal Asiatic Society of Great Britain & Ireland*, 1909, vol. 41, no. 04, pp. 857-893.

② 陈明：《印度古代的医师形象与医患关系——以佛经中的记载为中心》，《欧亚学刊》2015年第2期，第78—94页。

③ 《夜柔吠陀》分为“黑”“白”两种，二者区别在于《白夜柔吠陀》只包括祷词，而《黑夜柔吠陀》还有关于祭祀仪式的讨论。一般认为《黑夜柔吠陀》比《白夜柔吠陀》更古老，后者是从前者分离出来，以适应行祭者——祭祀的实用需要。

虽然学界对于遮罗迦究竟是什么人争论不休，但不可否认的是“他”或“他们”为阿育吠陀医学的发展做出了十分卓越的贡献。普遍认为遮罗迦对《如火氏教法》的修订大致在公元1—2世纪就已经完成①。就如帕坦伽利（Patañjali）对波你尼的《八章书》的详尽扩展成就了其历史地位一样，正是因为遮罗迦对如火氏的医学论著的诸多完善和注解，这部阿提耶学派的宝贵医经才最终以《遮罗迦本集》这一名字名留青史。

特里达巴拉是已知的第二位对《遮罗迦本集》进行修订的关键人士，也是目前我们看到的《遮罗迦本集》的最终编撰者。特里达巴拉居住在当时的五河之地（Pañcanadapura），即现今的克什米尔或印度西北部的旁遮普邦一带。在矢野道雄的日译版《遮罗迦本集》中第六卷第三十章有如下叙述：“此第六卷中的十七章与第七卷与第八卷‘完结篇’未见有‘如火氏撰写由遮罗迦改编’的文字。因此，这些剩余的部分改编由迦腻罗巴拉（Kapilabala）之子特里达巴拉进行。为了使具有伟大内容的此教法适当补充。”②也就是说，《遮罗迦本集》的大约后三分之一的内容是由特里达巴拉补齐的，最后渐渐成为与当前流行版本基本相同的样子。由于特里达巴拉和他的父亲迦腻罗巴拉的观点在《八支心要集》里被瓦跋塔多次引述，也直接说明在瓦跋塔生活的公元6世纪，这对父子已经为世人所熟知。皮亚瓦

① Swami Sadashiva Tirtha. *The Āyurveda Encyclopedia*. Bayville, New York: Ayurveda Holistic Center Press, 2005, p. 5.

② 矢野道雄:《インド医学概論》，朝日出版社，1988年。

特·夏马推测，特里达巴拉大约是公元4世纪的人[①]——这可能也是《遮罗迦本集》全120章完结的时期。

这120章按主题被分成8卷，分别是总论（*Sūtrasthāna*）、病因论（*Nidānasthāna*）、判断论（*Vimānasthāna*）、身体论（*Śārīrasthāna*）、感觉机能论（*Indriyasthāna*）、治疗论（*Cikitsāsthāna*）、制药论（*Kaplasthāna*）和完结篇（*Siddhisthāna*）。总论"Sūtrasthāna"一词的前缀是"Sūtra-"（诗颂），因此这第一卷也叫"诗颂卷"，其内容也主要是以概述性的韵文形式写作的，相当于绪论或概论，共30章。第一章到第四章也叫"四章群"（Catuṣkas），大部分药物种类都列举在这个部分。第二卷病因论标题里的"Nidāna"意为"原因"，这一卷主要是讨论病因，也介绍了前驱症状、症候、特征、诊断等知识，共8章。第三卷判断论共8章，除包含大部分病理学内容以外，还涉及诸如医生资质、行医品德这类颇具人文视角的探讨，并且在理论部分大量运用了与正理派相同的逻辑术语。第四卷身体论同样为8个章节，这一卷充分表现了阿育吠陀对胜论派与数论派思想的利用，内容主要为对人类与人之躯体的理解与认识。第五卷感觉机能论共12章，亦可将其概括为"讨论生命体征与死亡征兆的部分"，主要谈论关于不治之症的辨识。第六卷治疗论也是《遮罗迦本集》最具医学实用参考价值的部分，在篇幅上也是全书中最长的一卷，共计30章。第七卷制药论共12章，篇名中的"kapla"意为"被处理过的"，该篇主要介绍了以植物药为主要

---

① Sharma P V. *Caraka Saṃhitā: Text with English Translation*. Varanasi: Chaukhambha Orientalia, 1981, p. xiii.

成分衍生出的药剂调配方法。第八卷完结篇标题中的“siddhi-”代表“圆满”“成就”，作为《遮罗迦本集》的收尾，共12章。阿育吠陀医学中非常有代表性的“潘查卡玛”（pañcakarma）五疗法就是在《遮罗迦本集》的完结篇中首次出现。

2.《妙闻本集》（*Suśruta Saṃhitā*）

有部分学者认为《妙闻本集》的成书时间可能排在《遮罗迦本集》之前。《妙闻本集》的译者比沙格拉特那指出，妙闻氏在写作时存在对阇弥尼（Jaimini）和帕坦伽利行文风格的效仿，这可能说明妙闻氏正身处印度各哲学流派的思想起源时期，是佛陀的同时代人物①。另外，在《遮罗迦本集》身体论第六章中描写了一段医者们对人体结构发育的思辨过程，最终阿提耶尊者当众肯定了昙梵陀利学派对身体的认识，并且这一章隶属遮罗迦编写的那部分。其实这两个角度仍不足以证实《妙闻本集》早于《遮罗迦本集》，只能表明阿提耶学派和昙梵陀利学派基本活跃于同一时期。严格来讲，《遮罗迦本集》和《妙闻本集》都没有明确的相互言及和引用，二者成书的先后顺序仍旧是模糊的。但就文本编撰时间而言，普遍认为《遮罗迦本集》的创作早于《妙闻本集》。从地理位置上看，前者所代表的阿提耶学派活跃在古印度西北部，后者所代表的昙梵陀利学派则与位处印度中东部的迦尸国联系紧密，而古印度文明在历史上也的确是由西北向中东部迁移的。

---

① Bhishagratna K. *An English Translation of the Sushruta Samhita Based on Original Sanskrit Text, Volume I*. Calcutta: Kashi Ghose's Lane, 1907, pp. x–xi.

将因陀罗的外科学知识传授给妙闻氏的国王迪沃达萨被誉为世间人类医学的创始人，所以也有观点认为迪沃达萨其实和被神圣化的阿育吠陀守护神昙梵陀利是同一个体。然而在《迦楼罗往世书》（*Garuḍa Purāṇa*）中，提及了迪沃达萨国王并把他视为昙梵陀利的第四代后裔，认为两者是不同的个体。相关文献中也有将迪沃达萨的姓氏冠以“昙梵陀利”的叙述，写作“Divodāsa Dhañvañtari”。这里必须补充的是，在古印度的文化习俗中，如果家族中出现了声名显赫的圣人，后辈会热衷于使用自己祖先的名字。还有推测说迪沃达萨可能是一名灵魂转世说的坚定信仰者，或认为他宣称自己是圣人昙梵陀利的化身是出于稳定执政期王权的考虑。这些可能性的存在，也是在诸多文献记载中无法将昙梵陀利和迪沃达萨完全区别开来的原因。另外，在《火神往世书》（*Agni Purāṇa*）中亦有对妙闻氏师从迪沃达萨学习医学和兽医学的描写①。如果妙闻氏确定为迪沃达萨国王的门徒，那么他应该大约生活在迦尸国同期的公元前1500年到公元前1000年间。

据《妙闻本集》第一卷开篇描述，迪沃达萨国王在一片隐居地将阿育吠陀传授给了包括妙闻氏在内的七位弟子②。印度史诗《摩诃婆罗多》的《教戒篇》（《摩诃婆罗多》XIII, 4, 53）中，妙闻氏（Suśruta，也有音译为“苏斯鲁塔”）被描述为众友

---

① Murlidhar P, Byadgi P S. Sushruta: A great surgeon and visionary of ayurveda. *International Journal of Reseach in Ayurveda & Pharmacy*, 2012, vol.3, no.1, pp. 43–46.

② 据《妙闻本集》总论开篇记载，迪沃达萨的七位弟子分别是Aupadhenava、Vaitarana、Aurabhra、Paushkalāvata、Karavirya、Gopura-rakshita和Suśruta（妙闻）。

仙人（Viśvāmitra）的后代[①]。“妙闻”一词，在古典印度文献中也有“精通”和“善于领悟”的意思，不过以“妙闻”为名的人物在轴心时代[②]的典籍中也出现多次。皮亚瓦特·夏马认为“妙闻”至少有两位，一位是老苏斯鲁塔（Vṛddha Suśruta），即迦尸国时代迪沃达萨国王门徒，另一位是撰写出《妙闻本集》的苏斯鲁塔，他是生活在公元2世纪的医者[③]。比沙格拉特那基本是同意这个观点的，并表示《妙闻本集》的成书是来自后者对老苏斯鲁塔的知识继承[④]。即便有后继贤者参与，最终均以古老的大师作为署名，以体现作品的神圣与权威——这种做法在古印度的文集编纂中相当普遍。

学界有观点认为，大乘佛教创始人龙树菩萨（Nāgārjuna）曾为《妙闻本集》做过修订[⑤]，尤其是最后的卷六补遗篇部分。据记载，龙树菩萨也的确是一位精通医学的圣僧，例如《隋书·经籍志》第三十四卷有收录4卷名为《龙树菩萨药方》的古籍，《医方类聚》中也包含有名为《龙树菩萨眼论》的全文[⑥]。按照龙树菩萨的生活年代，如果以其补齐卷六的时间为界，《妙闻本集》初步完结的时间大致在公元3—4世纪。同样，因为“龙

---

① 毗耶娑著，黄宝生、葛维钧、郭良鋆译:《摩诃婆罗多》（六），中国社会科学出版社，2005年，第19页。

② 德国哲学家卡尔·西奥多·雅斯贝尔斯（Karl Theodor Jaspers）将公元前8世纪到公元前2世纪这一时期称为“轴心时代”（the Axial Age）。

③ Murthy Srikant K R. *An article on Sushruta in P.V. Sharma* (*History of Medicine in India*). New Delhi: The Indian National Science Academy, 1992, p. 197.

④ Bhishagratna K. *An English Translation of the Sushruta Samhita Based on Original Sanskrit Text, Volume I*. Calcutta: Kashi Ghose's Lane, 1907, p. iii.

⑤ Frawley David. *Ayurveda: Nature's Medicine*. Twin Lakes, Wisconsin: Lotus Press, 2001, p. 20.

⑥ 金礼蒙:《医方类聚》，人民卫生出版社，1981年，第1—5页。

树”一名也和“苏斯鲁塔”一样在印度古文献中频繁登场，名叫“龙树”的历史人物可能不止一位，尤其无法排除有医者借“龙树”之名留下文献的情况存在，在7—10世纪时印度还活跃着一名叫龙树的炼金术师①。因此，能否将《妙闻本集》的修订者龙树与佛教僧人龙树视为同一人，仍然有待商榷，继而《妙闻本集》的具体成书时间也难以确定。

鲁道夫·霍恩勒通过对梵文古书《鲍威尔写本》（*The Bower Manuscript*）②的研究，发现其引用了《妙闻本集》的药方引述③。然而，《鲍威尔写本》却并没有将《妙闻本集》最具特色的外科手段记载下来，所以将《鲍威尔写本》抄写年代（公元4—6世纪）作为《妙闻本集》的成书下限显然不够有说服力。也有学者就此推测，二者可能有一个共同来源，至少可以确定《妙闻本集》的相关内容或者说内容来源在公元4—6世纪已经存在并且十分流行，这是《妙闻本集》的内容从空泛的思想凝结成文本必不可少的条件④。再结合《八支心要集》对《妙闻本集》的直接引用，比较保守的结论是，《妙闻本集》的成书年代大约在公元3—7世纪。

如果按照鲁道夫·霍恩勒的观点，吠陀文献存在“专著时

① 廖育群：《阿输吠陀——印度的传统医学》，辽宁教育出版社，2002年，第42页。

② 19世纪末，英军中尉鲍威尔在库车地区追捕一名逃犯，购入了当地出土的医学古籍，遂命名为《鲍威尔写本》。

③ Hoernle Rudolph. *The Bower Manuscript: Facsimile Leaves, Nagari Transcript, Romanized Transliteration and English Translation with Notes*. Calcutta: Superintendent Government Printing, 1893-1912, p. 57.

④ 赵雅琛、王兴伊：《印度医典〈妙闻集〉的文献考述》，《中医药文化》2022年第17卷第4期，第372—378页。

期（Tantra-kalpa）”和“合集时期（Saṃhitā period）”两个不同的阶段[①]，显然《妙闻本集》和《遮罗迦本集》都属于合集时期的作品，这意味着这两部著作都不太可能是同一个人的智慧成果。还有观点指出，在最终成书的《妙闻本集》中至少还收录了昙梵陀利另外三位弟子阿婆陀那瓦（Aupadhenava）、奥罗布拉（Aurabhra）和普施迦罗瓦（Paushkalāvata）的论述[②]。由此可见，《妙闻本集》和《遮罗迦本集》一样，功绩绝不属于某个人，而是由多位医者经过数代努力和实践才得出的宝贵医学财富。

《妙闻本集》一共有6卷，共计186章。第一卷为总论（*Sūtrasthāna*），主要是介绍阿育吠陀的起源背景与内涵，并对医学主题进行了经典的八支划分，即一般外科学（salya tañtra）、特殊外科学（sālakya tañtra）、体疗法（kāyacikitsā tañtra）、鬼神学（bhuta vidyā）、小儿科学（kaumāra bhṛya tañtra）、毒物学（agada tañtra）、长生不老学（rasāyana tañtra）和强精学（vājīka-raṇa tañtra），并提出“人、病、药、医”四项治疗范畴，共计46章，作为绪论开篇。第二卷病理篇（*Nidānasthāna*）共计16章，分析了一些典型疾病的病因，涉及了诸多症状表现与病理学讨论，其中也囊括对疾病的预后。第三卷为身体论（*Sārīrasthāna*）共计10章，主要讨论人与自然的关系、对人体

---

① Hoernle Rudolph. Studies in Ancient Indian Medicine V. — The Composition of the Caraka Samhita in the Light of the Bower Manuscript. *Journal of the Royal Asiatic Society of Great Britain & Ireland*, 1909, vol. 41, no. 04, pp. 857–893.

② Meulenbeld G J. *A History of Indian Medical Literature Vol 1A*. Groningen: Egbert Forsyen, 1999, p. 336.

的结构认识、解剖学、妇科学与妊娠等，是《妙闻本集》哲学概念相对集中的一卷。同《遮罗迦本集》一样，《妙闻本集》第四卷治疗论（*Cikitsāsthāna*）的篇幅也较大，共计40章，讲解了诸多疾病的治疗，既展现了昙梵陀利学派最具代表性的外科手术，也包含了一些药物疗法和净化疗法，涉及的问题有溃疡、外伤、骨折脱臼、神经失调、排泄系统疾病、皮肤病、生育学等。第五卷毒物论共8章，虽然在卷名上与《遮罗迦本集》的制药论一样都为"*Kaplasthāna*"，但由于《妙闻本集》在这一卷主要讨论的是药物或物质的毒理学知识、中毒的症状与解救，以及食物和饮品的贮存方法，所以译为"毒物论"更加合适。第六卷为补遗篇（*Uttara-tantra*），也就是被普遍认为由龙树撰写的部分，共计66章。值得一提的是，第六卷开篇头一章就是眼科医学，而据传眼病恰好正是龙树本人最擅长的领域之一。比沙格拉特那认为，即便第六卷补遗篇不是由妙闻氏本人撰写，但其正统性毋庸置疑，本就属于《妙闻本集》原有计划内的部分[①]。再者，迪沃达萨在总论开篇就明确提出了阿育吠陀八支，如果仅仅限于妙闻氏整理的前五卷内容，便不足以把迪沃达萨对阿育吠陀的八部医疗体系阐释全尽，比如八支中的鬼神学（bhuta vidyā）在第六卷才出现。所以，补遗篇的加入完全符合昙梵陀利学派的规划初衷，也使得《妙闻本集》在真正意义上得以完整收尾。

---

① Bhishagratna K. *An English Translation of the Sushruta Samhita Based on Original Sanskrit Text, Volume I*. Calcutta: Kashi Ghose's Lane, 1907, p. iv.

3.《八支心要集》(*Aṣṭāñga Hṛdaya Saṃhitā*)

继遮罗迦与妙闻氏之后，阿育吠陀医学又迎来一位功勋卓著的贤者——瓦跋塔。经过对《遮罗迦本集》和《妙闻本集》的梳理与总结，身处汇编时代的瓦跋塔以阿育吠陀的“八支”为名，撰写出《八支心要集》——这也是阿育吠陀体系中第三部相当重要的医学专著，与《遮罗迦本集》和《妙闻本集》齐名，并称为“阿育吠陀三部曲”。

“Aṣṭāñga”一词指代印度古典医学的八个分支，也就是阿育吠陀庞大系统的八个分科，而“Hṛdaya”意为“心、要点、主旨”，可见瓦跋塔在编写《八支心要集》时已将这部论著定位为一部总结前人智慧并提炼其中精髓的医学指南。历史的发展也证明,《八支心要集》因其出色地归纳整理了前两部医典的精髓，使阿育吠陀得以更加广泛地传播，甚至影响了阿拉伯文化、藏医文化和蒙医文化。在《八支心要集》成书时期，有大量的阿育吠陀文献被翻译成了阿拉伯语。戴维·弗劳利指出，印度传统医学尤纳尼(Unani)[①]不单是从古希腊医学中发展出来的，同时也吸收了印度的阿育吠陀的基础理论[②]。我国药用植物学专家刘新民也认为，亚历山大对印度的入侵使得希腊人和罗马人接触到了阿育吠陀，而位处中心地带的尤纳尼医学就在这种交流中形成[③]。廖育群对此则有不同观点，他认为尤纳尼和阿育吠陀

① 尤纳尼医学认为人体内有4种体液(血、痰、黄胆汁、黑胆汁)，而疾病是体液平衡的失调以及机体一部分或几部分不能够排除致病废物的表现。

② Frawley David. *Ayurveda: Nature's Medicine*. Twin Lakes, Wisconsin: Lotus Press, 2001, p. 21.

③ 刘新民、邹健强、沈志祥等:《印度传统医学概述》,《世界科学技术》2005年第7卷第6期，第86—88、96页。

之间不存在先后继承关系，而是长期处于一种互相学习、互相吸收的共存关系[①]。有藏医学者也指出，《八支心要集》和藏医中《四部医典》的诞生有非常紧密的关系[②]，譬如在藏医学中也有“八支”体系，即全身病支、儿童病支、妇女病支、魔邪病支、创伤支、中毒支、返老支及壮阳支，这与阿育吠陀八支划分的理念相当接近。

比起遮罗迦和妙闻氏，瓦跋塔的生活年代要较为明晰一些。不过，在《八支心要集》之外还有一部《八支集》（*Aṣṭāñga Samgraha*，亦称《摄八支》）的作者也署名为“瓦跋塔”，所以依旧存在“瓦跋塔”不止一人的说法。鲁道夫·霍恩勒认为，跟妙闻氏一样，很多注疏中也有在瓦跋塔的名字前加上“年老的”（vṛddha）的情况，那么历史上可能有瓦跋塔一世和瓦跋塔二世的说法，前者撰写《八支集》，而《八支心要集》由后者所著[③]。然而，廖育群则表示不需要非得将“vṛddha”一词理解为年龄长幼，也可指著作规模之大。如果按照这一观点来看，《八支心要集》和《八支集》的关系应是：前者是精要本，后者是扩充本，故《八支集》又称《八支大集》。故由此推测，两个“瓦跋塔”应该指同一人。

关于瓦跋塔其人，普遍认为他有很明显的佛教信仰背景。

---

① 廖育群：《阿输吠陀——印度的传统医学》，辽宁教育出版社，2002年，第50页。

② 次仁欧珠：《阿育吠陀医典〈医经八支〉的源流及药理学研究》，博士学位论文，北京中医药大学，2020年。

③ Hoernle Rudolph. Studies in Ancient Indian Medicine V. — The Composition of the Caraka Samhita in the Light of the Bower Manuscript. *Journal of the Royal Asiatic Society of Great Britain & Ireland*, 1909, vol. 41, no. 04, pp. 857-893.

学者韦迪亚纳什就视其为大乘佛教中观世音的弟子，生于公元4—5世纪的一个医学世家[①]。在藏医界，有的藏医学者会将瓦跋塔与大乘佛教论师马鸣菩萨（Aśvaghoṣa）联系起来[②]，不过也有学者认为马鸣和瓦跋塔不应该是同一人[③]。马鸣菩萨的生活年代本身就有很大的争论，为佛灭后（约公元前5世纪）的400年、600年或800年的三种说法都有。如果在年代上做一个折中，按马鸣菩萨是佛灭后600年出现的人，那他应该生活在公元1世纪左右，与迦腻色伽一世同时期。持反对意见的学者则认为，瓦跋塔应该来自古印度信德（Sindh）地区[④]，大约活跃在公元6世纪[⑤]。目前较为有力的考据来自义净[⑥]的《南海寄归内法传》卷三："斯之八术先为八部，近日有人略为一夹。"从这句描写可知，当时天竺地区流行着将医学知识简称为"八术""八部"或"八支"的现象，因而《八支心要集》的成书与命名可能就在这个时期，并且"近日有人略为一夹"是说近期有人对这"八术"进行了归纳整合，而这个人很大概率指的就是瓦跋塔。若把义净在印度游学的年代（671—695年）作为下限，那么瓦跋塔最

① Vidyanath R. *Illustrated Astanga Hrdaya of Vagbhata: Text with English Translation and Appendices*. Varanasi: Chaukhamba Surbharati Prakashan, 2019, pp. v–x.

② 次仁欧珠:《阿育吠陀医典〈医经八支〉的源流及药理学研究》，博士学位论文，北京中医药大学，2020年。

③ 尕玛多丁、央嘎:《藏文大藏经医典〈八心集〉起源及其著者瓦跋塔略考》，《亚太传统医药》2017年第13卷第20期，第22—26页。

④ 信德地区位于印度河谷一带，今属巴基斯坦信德省。

⑤ Frawley David. *Ayurveda: Nature's Medicine*. Twin Lakes, Wisconsin: Lotus Press, 2001, p. 21.

⑥ 义净（635—731年），于公元671至695年间在印度行走求学，写作《南海寄归内法传》时为691年。

有可能是公元6—7世纪的人。

瓦跋塔所著的《八支心要集》全书共120章，分为六个部分：总论（*Sūtrasthāna*）、身体论（*Sārīrasthāna*）、病因论（*Nidānasthāna*）、治疗论（*Cikitsāsthāna*）、制药论（*Kalpasiddhisthāna*）以及补遗篇（*Uttarasthāna*）。第一卷总论共30章，叙述了阿育吠陀疗法的各项基本原则，《遮罗迦本集》完结篇中的“潘查卡马”以及《妙闻本集》中外科器械的介绍就被瓦跋塔放在了这一卷。第二卷身体论共6章，收录了胚胎学、妊娠学、人体关键穴道、生理解剖学以及一些疾病预后措施。第三卷病因论共16章，主要讲解常见疾病的一般诊断方法，包括发烧、咳嗽、酒精中毒、痔疮、腹泻、尿潴留、糖尿病、囊肿与脓肿、贫血、皮肤病、寄生虫、神经系统疾病、痛风等。第三卷为治疗论，针对前一章病因论中的诸多疾病提出治疗方法，并列举了一些具体草药，共计22章。第四卷制药论共6章，讲解了药物提纯和制备之法。此卷前部分补充了“潘查卡马”排毒时配合采用的药物与措施，后部分则整理了阿育吠陀体系中的诸多药物及其药性说明。第五卷制药论标题“*Kalpasiddhisthāna*”中出现了“siddhi”（成就）一词，表明了《八支心要集》的制药论是《遮罗迦本集》和《妙闻本集》问世以来的药物理论的归纳。卷六为补遗篇，共40章，收录了儿科医学、鬼神学、精神错乱、眼科医学、五官科医学、开放性创伤、骨折、肿瘤、生殖系统疾病治疗以及一些解毒方法的补充。

表1.1　阿育吠陀三大医典的内容结构

《遮罗迦本集》	《妙闻本集》	《八支心要集》
卷一：总论（30章）	卷一：总论（46章）	卷一：总论（30章）
卷二：病因论（8章）	卷二：病因论（16章）	卷二：身体论（6章）
卷三：判断论（8章）	卷三：身体论（10章）	卷三：病因论（16章）
卷四：身体论（8章）	卷四：治疗论（40章）	卷四：治疗论（22章）
卷五：感觉机能论（12章）	卷五：毒物论（8章）	卷五：制药论（6章）
卷六：治疗论（30章）	卷六：补遗（66章）	卷六：补遗（40章）
卷七：制药论（12章）	–	–
卷八：完结篇（12章）	–	–
合计：120章9295节	合计：186章8300节	合计：120章7446节

从编撰结构上看，三大阿育吠陀医典主题写作顺序上、篇幅安排上都非常类同。梵语文法规定名词有八个格，梵语诗学的韵律学也是基于八个音组单元发展而成的。古典梵语诗学中最常用的诗偈体是八个音节一行，四行一颂[①]。阿育吠陀的八支中的“八”也是一种既定框架的使用。因此，三大医典在结构上的高度趋同性也是古印度学术惯性的一种体现。

从语言表现形式上看，四部吠陀本集时期的文献主要为诗颂体（Sūtra）[②]，所使用的语言主要是吠陀语（或称“上古印度语”）。到了公元前1000至前400年，各类梵书、森林书和奥义书开始使用古梵语，并以散文体形式撰写。《遮罗迦本集》和

① 刘英华、郦娜：《浅谈医学“八支（Astanga）”概念的演变——根据梵、汉、藏语文本的比较研究》，2009年传统医药国际科技大会。

② “Sūtra”一词汉译为“经”，是指用简洁的文体写成的箴言。

《妙闻本集》则是在使用古梵语的基础上兼容了两种行文体裁，即诗颂体与散文体结合的编写方式，根据论述内容的不同基调在诗颂与散文模式之间切换。在进行总结或归纳性陈述时，阿育吠陀医典会使用诗颂形式，称其为“体系的吉祥之首”（《遮罗迦本集》Ⅰ, 30, 44–46），而在做一些具体的解释或知识扩展时则使用散文体。后来较晚成书的《八支心要集》在行文上也同样继承了这种混合模式。

从医典的具体内容上看,《遮罗迦本集》和《妙闻本集》的根本区别在于治疗手段的侧重点不同，前者主要注重内科性治疗，后者则介绍了诸多“用手术刀除去侵入身体之异物”的外科学方法，在医学立场上两者没有出现过二元对立的主张。例如,《妙闻本集》总论第二十四章明确强调:“疾病可以分为两大类，一类需要使用外科手术，另一类则是可以用方剂等方法治疗的内科病。在外科手术治疗的疾病中，使用药油、药剂等方法是无妨的；但如果一个病例是完全属于内科性质的，则绝不允许使用外科手术。”[①] 从这段叙述我们可以看出,《妙闻本集》虽然主要在讨论外科学，但并非一味倡导外科手术，而是将外科手术定位为内科手段无法达到效果时不得不采用的治疗手段。矢野道雄也认为，不应该因为《妙闻本集》中提到了外科手术与器具就视其为纯粹的“外科专著”，其中还有众多的药物疗法和内科理论也不容忽视。由于印度医学的基础是能量平衡，所以阿育吠陀医典本质上都是内科性的[②]。

① Bhishagratna K. *An English Translation of the Sushruta Samhita Based on Original Sanskrit Text, Volume I*. Calcutta: Kashi Ghose’s Lane, 1907, p. 228.

② 矢野道雄:《インド医学概論》，朝日出版社，1988年。

在瓦跋塔的时代，《遮罗迦本集》和《妙闻本集》无疑是最有影响力的医学典籍，《八支心要集》则是这两部医学经典的融会贯通之作。正如中医典籍《黄帝内经太素》对《素问》和《灵枢》的整理和注疏，不仅没有使这两者的经典地位削弱，还使得二者的医学理论得以进一步发扬和传播。《八支心要集》也因更加精炼易读的归纳，成为更加便于古代医者们使用的阿育吠陀手册，在印度医学史上同样有极高的声誉。同时，阿育吠陀医学也凭借这部著作，以印度为中心辐射至各地，引起了世界范围的关注，被翻译成阿拉伯文、德文、英文等[①]，还通过佛教的传播进入中国，推动了古代时期南亚与东亚传统医学的交流与对话。

第三节
融合时代与中印医学交流

从公元8世纪开始，穆斯林文化开始进入印度。在12—13世纪的古尔王朝和德里苏丹国诸王朝时，印度次大陆的大部分地区已经被穆斯林征服，一系列破坏性的战争更是持续到18世纪左右[②]，使得包括阿育吠陀在内的众多印度古典文化出现了明显的衰退。在一些反印度教、反佛教的外来势力影响下，印度地区的诸多学园、寺院和庙宇受到不同程度的毁坏，印度传统科学与艺术领域都遭到了严重的损害，其中也包括著名的塔克

① 李晓莉、吴蕾、王张：《阿育吠陀医学经典述要》，《中华医史杂志》2022年第52卷第1期，第33—40页。

② 金宜久主编：《伊斯兰教史》，江苏人民出版社，2008年，第336—342页。

沙伊拉大学（Takshashila）[①]和那烂陀寺（Nālandā Vihāra）这两大学术中心，而它们同时也是阿育吠陀的资源宝库。

阿拉伯史学家泰伯里（Tabari）曾提到一部名为《尼旦那》（*Nidana*）的著作，它与《八支心要集》一样，也是一部对《遮罗迦本集》和《妙闻本集》进行归纳总结的医典，《尼旦那》又名《摩陀婆病理经》（*Mādhava Nidānam*）[②]。有学者将它的作者摩陀婆伽罗（Mādhavakara）和著名的"二元论"哲学家摩陀婆（Mādhva）视为一人[③]。然而这种观点也存在争议，因为作为"二元论"提出者的摩陀婆生活在13世纪[④]，而《摩陀婆病理经》的编写时期大概是在公元7世纪[⑤]。这部阿育吠陀医典的学术地位虽不如前三部，但其在穆斯林主导时期的印度地区仍具有一定影响力，与14世纪的《持弓本集》（*Śārngadhara-saṃhitā*）[⑥]、16世纪的《明解集》（*Bhāvaprakāśa*）并称"三小医典"（Laghu-triya）。这一时期的阿育吠陀已经在外族入侵的社会大环境下逐渐式微，不得不离开由伊斯兰教把控的城市与宫廷，撤退到普通印度教徒与平民百姓生活的村镇之中。

---

① 印度西北部一所规模庞大的学术中心，也被认为是世界史上最早的大学之一。

② 李晓莉、吴蕾、王张：《阿育吠陀医学经典述要》，《中华医史杂志》2022年第52卷第1期，第33—40页。

③ Frawley David. *Ayurveda: Nature's Medicine*. Twin Lakes, Wisconsin: Lotus Press, 2001, p. 22.

④ 姚卫群：《印度古代哲学中的"一"与"多"》，《海南大学学报》（人文社会科学版）2011年第29卷第2期，第20—25页。

⑤ Singhal GD, Tripathi SN, Sharma KR. *Madhava-Nidana: Edited with Authentic Medical Interpretation in English & Hindi, Explanatory Notesand Research Aspects*. Delhi: Chaukhamba Sanskrit Pratishthan, 2008, pp. 5–27.

⑥ Murthy Srikantha K R. *Śārngadhara-saṃhitā: A Treatise on Ayurveda*. Varanasi: Chaukhambha Orientalia, Fourth Edition, 2001.

不过，此时的阿育吠陀早已乘着佛教文化对外发展的东风传播到了我国中原大地。作为地缘关系紧密的两大文明古国，印度与我国的文化交流始于秦末汉初，医学方面的交流也随着佛教在唐朝时期的兴盛而达到高峰[①]。佛教中涉及医学与健康方面的学说对印度古典梵语时期的阿育吠陀有比较明显的继承与发展，这在诸多汉译佛经文献中有丰富的体现。譬如，汉译佛经中《金光明经》（北凉昙无谶译）卷三，《金光明最胜王经》（唐代义净译）卷九的《除病品》，《修行道地经》（后汉安世高译）的《五种成败章第五》，《修行道地经》（西晋竺法护译）卷一的《五阴成败品》，《佛说胞胎经》（西晋竺法护译），以及《大宝积经》卷五十五（唐菩提流志等译）《佛为阿难说处胎会》第十三等文本中均有阿育吠陀医学思想的记载[②]。

其中最为典型的例证就是中国唐代僧人义净所作《南海寄归内法传》卷三对“八医”的详细记载：“一论所有诸疮、二论针刺首疾、三论身患、四论鬼瘴、五论恶揭陀药、六论童子病、七论长年方、八论足身力。”不难看出，这“八医”完全对应了阿育吠陀的八支。第一术“所有诸疮”是指身体外来的疾病治疗，对应阿育吠陀的“一般外科学”；第二术“首疾”对应阿育吠陀“特殊外科学”，指锁骨以上的疾病治疗；第三术“身患”对应“体疗法”，指身体躯干部分主要疾病的治疗；第四术“鬼瘴”对应着“鬼神学”，指由邪魔精怪引起的病症；第五术“恶揭陀”（Agada，梵语意指“万应灵药”）对应了阿育吠陀的

① 李经纬：《中外医学交流史》，湖南教育出版社，1998年

② 陈明：《丝路医明》，广东教育出版社，2017年，第68—69页。

“毒物学”；第六术“童子病”对应“小儿科学”；第七术“长年方”论述长寿养生之道，对应了阿育吠陀的“长生不老学”；第八术“足身力”虽与阿育吠陀的“强精学”在名称上有差别，考虑到汉传佛教的避讳，二者又皆在论述强身健体的方法，因此依旧可视为对应关系。陈明在其论著《丝路医明》中，通过对各宗教文献中诸多药方和治疗法的考据对照研究得出结论，佛教医学对印度阿育吠陀医学存在明显的吸收，尤其在眼科、儿科（妇科）的药物使用原理方面，足以论证两者有共同的医理背景，一脉相通。与此同时，陈明也指出：“在不同宗教的文献中，往往有关于‘医王’（宗教祖师）、‘灵药’（宗教理论）的一些类似表述；而且作为具有宗教身份的人士（和尚、法师、大穆护等），不乏精通（或兼通）医药者。由于他们兼具法师与医师的双重身份，因而传医与传教难以分切成两种截然不同的活动，甚至涉及医学知识的宗教文献也不免被作为医学文献来阅读。”

我国的传统中医在阿育吠陀传入之前就已形成了独立的理论体系与药物处方，因此当阿育吠陀传入并未在基础理论上撼动中医，但阿育吠陀的确为中医带来了一些新的药物记录。中国科学院昆明植物研究所学者杨崇仁通过对比中印两国常用草药名录，发现印度的多种草药也同样在中医药典中出现[①]。近年，我国学术团队在“中医药现代化研究”重点专项计划中考据了阿育吠陀医典中记载的辣木（śīgru）这一传统草药应用的历史

① 杨崇仁：《中古时期我国传统植物药与印度的交流》，《亚太传统医药》2018年第14卷第1期，第1—9页。

文献[1]，发现该草药最早就出自《遮罗迦本集》和《妙闻本集》，并通过丝绸商路与佛教僧人传入我国。

在我国的新疆、西藏以及甘肃等地均发现了记录阿育吠陀的医药古籍，如新疆库车附近的佛教遗址出土的《鲍威尔写本》、后由西藏著名翻译家仁钦桑波翻译的藏文版《八支心要集》（藏医一般称其为《八支精要集》）与注释本《集要广注·词义月光》（简称《月光》）、敦煌出土的梵文与于阗文双语写本《耆婆书》（*Jīvaka-pustaka*）等。同为敦煌地区发现的汉文医学文书《张仲景五脏论》和《明堂五脏论》中提及的“四大五荫，假合成身，一大不调，百病俱起”[2]等，均可发现“地、水、火、风”失衡而引发疾病的基本理论。唐代著名医学家王焘在《外台秘要》卷二十一记载了来自西国胡僧的“天竺经论眼序一首”[3]，而眼科（śālākya）也是阿育吠陀医典中讨论较多的主题。唐代孙思邈所著《千金要方》的补齐本《千金翼方》第二十一卷中提到一种补益剂叫“阿伽陀药”，明显是一种来自梵语地区的方剂，也就是《南海寄归内法传》所说“八医”中的“恶揭陀”，并且在《大方广佛华严经》卷十六中也有“令一切众生如阿伽陀药，悉除一切烦恼众毒”这样的描述。

更多的例证还有《隋书·经籍志》中提到的《耆婆所述仙人命论方》、唐宋史志中的《耆婆五脏经》以及被认为是隋唐时

① 沙子珺、刘英华、杨滨等：《辣木传统应用的文献考证》，《中国中药杂志》2020年第45卷第12期，第2800—2807页。

② 史光伟、王凯莉、郭宏明等：《敦煌卷子〈张仲景五脏论〉研究概况与探析》，《中医研究》2018年第31卷第3期，第63—68页。

③ 王台：《古代眼科学的现代化发展》，《中国中西医结合杂志》2016年第36卷第1期，第18—23页。

期成书的《龙树眼论》。虽然也有观点指出这几部作品实质内容和阿育吠陀医学没有直接关系，如《龙树眼论》中对眼病的分析、疗法、药物选用和阿育吠陀有明显区别[①]，若单从这些医典的命名来看，它们均托名于印度的医生、医仙，也可见我国古代医者们对来自西域的阿育吠陀医学给予了较高程度的重视。

在讨论到阿育吠陀对中医的影响时，也许可以用“刺激性传播”这一独特概念来解释。“刺激性传播”由美国历史批判学派人类学家克鲁伯（A. L. Krober）提出，大意是指一种文化中出现的观念模型传播到另一种文化中时，可能会刺激接受方产生一个相应的观念模型，但这个新的模型在内容上并不直接继承传播方，而是由新的材料与方法搭建的，新旧模型既存在着历史上的联系和依存，也存在其独创性。这种阿育吠陀带来的刺激性传播可能已在中医的药物分类法发展中有所体现。

我国最早的药物分类法是基于《神农本草经》（成书于2—3世纪）[②]中的“三品分类法”：“上药一百二十种为君，主养命，以应天。无毒，多服久服不伤人。欲轻身益气、不老延年者，本上经。中药一百二十种为臣，主养性，以应人。无毒有毒，斟酌其宜。欲遏病、补虚羸者，本中经。下药一百二十五种为佐使，主治病，以应地。多毒，不可久服。欲除寒热邪气、破积聚愈疾者，本下经。”[③]可以看出，“三品分类法”是依据药物

---

① 杨鸿、和中浚：《论〈龙树眼论〉和印度医学的关系》，《湖南中医杂志》2006年第6期，第68—70页。

② 李今庸：《三国时代的〈神农本草经〉——〈神农本草经〉成书年代考》，《上海中医药大学学报》2001年第2期，第8—9页。

③ 森立之重辑：《神农本草经》，群联出版社，1955年，第15页。

的主要功效以及药性上有毒与无毒来进行分类的。阿育吠陀的《遮罗迦本集》总论第一章第67节同样谈到了之与非常类似的三种自然品分类："有些药物是镇静、安抚（道夏）的；有些药物会损伤身体（组织）；而有些药物是用于保健的。"第68节又更为详细地介绍了另一种按药物来源的划分法："来自动物、来自植物、来自土壤（矿物）。"这种按照药物自然属性进行分类的方法，与南朝医药学家陶弘景所著的《本草经集注》（成书于6世纪）[①]的药物分类法相同。耐人寻味之处就在于，陶弘景在编撰该书时是以《神农本草经》为体系基础的，但并未使用《神农本草经》的"三品分类法"，转而采用了与《遮罗迦本集》一样的以药物的自然属性划分的分类法，这就有可能是源自阿育吠陀"刺激性传播"的影响。

同样，阿育吠陀也吸收了中医的理念。学界关注较多的一个话题便是印度医学对水银的使用。水银在印度神话中被视为"湿婆的精液"，阿育吠陀医学认为水银能够增进智慧、唤醒意识、革新身体组织。然而，《遮罗迦本集》和《妙闻本集》中并没有出现关于水银的应用，而直到《八支心要集》问世时才从中发现水银作为内服药使用的记载[②]。鉴于水银在中医丹道医学中是举足轻重的角色，有学者认为阿育吠陀在这一时期受到过中国炼丹术文化的影响。印度学者维贾雅·德什潘德根据语源学研究认为，梵语中的"sindura"（朱砂）一词的出现

① 季文达、李应存、吴新凤等:《陶弘景〈本草经集注〉成书背景探赜》,《中医药通报》2021年第20卷第3期，第33—35页。

② 李晓莉、孙铭、王张:《印度传统医学阿育吠陀及其发展现状》,《亚太传统医药》2021年第17卷第6期，第1—5页。

可能和古印度大量进口中国的炼金药朱砂有关，因为其本身在梵文中找不到语源①。我国历史学学者韩吉绍也指出，《太平广记》中存在对隋末唐初时期中国炼丹药被婆罗门视为珍宝的记载②。再者，16世纪成书的《明解集》中也记载了用汞化合物来治疗梅毒的方法，还提及了某些外来药物，例如“Chop Cheeni（Madhusnuhi）”就是一种从中国进口的植物根③。

第四节
近现代的阿育吠陀

事实上，印度学界在齐思科·肯尼斯的“三阶段说”基础上还进一步对阿育吠陀做出了第四个时代划分，即近现代时期④。这一阶段始于18世纪中叶英国殖民者对印度的统治，阿育吠陀在继伊斯兰入侵之后又一次出现了衰落。

最开始，英国殖民者对整个印度传统医学系统进行了强势的否定，认为它纯粹是一种迷信。虽然东印度公司一度关闭了印度殖民区所有的阿育吠陀学校，但基于阿育吠陀有很强的群众基础，在当时的高压环境下仍旧服务于绝大部分的印度人口⑤。

---

① Deshpande Vijaya. *Alchemy in India and China*. Panjab University, 1988.

② 韩吉绍：《道教炼丹术传入印度考论》，《宗教学研究》2015年第108卷第3期，第28—37页。

③ Narayanaswamy V. Origin and Development of Ayurveda: A Brief History, *Ancient Science of Life*, 1981, vol. 1, no. 1, pp. 1–7.

④ Vaidya A. Shastri Shankar Daji Pade. *Journal of Ayurveda & Integrative Medicine*, 2010, vol. 1, no. 2, pp. 132–135.

⑤ Frawley David. *Ayurveda: Nature's Medicine*. Twin Lakes, Wisconsin: Lotus Press, 2001, p. 23.

这种情况一直持续到18世纪末期，英国东方学家、语言学家威廉·琼斯（William Jones，1746—1794）开始对梵语进行研究[①]，加上当时西方兴起的复古主义思潮，阿育吠陀也随着印度的其他传统文化一起走进了西方学者的视野。由威廉·琼斯引发的东方主义或多或少帮助到了古老的阿育吠陀，使之能在19世纪初时“有资格”与西方医学正面相遇。彼时，东印度公司的董事们还一度表现出了对阿育吠陀传统草药的兴趣，甚至19世纪20年代在加尔各答建立了一个既包含西医又包含印度传统医学的医疗培训机构，至少在表面上把阿育吠陀抬到与西医接近的位置。虽然东方主义与殖民者的意图是虚伪的，但某种程度上确实给予了阿育吠陀一定的地位与发言权。

与此同时，由于印度的本土医者也开始接触西方医学，由此产生了不同的态度与立场。印度复古主义医者认为，应当完全将西医拒之门外，因为由古至今传承下来的阿育吠陀既“源自梵天”神授，又经历了漫长的时间考验，具有凌驾于西医之上的绝对优越性。与之相对的是折中派医者，他们认为只要不舍弃阿育吠陀的精神内核，可以选择性地对西方医学的优点与长处进行吸收，以此促进阿育吠陀的进步与完善。不论两派如何争论，都对阿育吠陀与其在印度次大陆的复兴起到了促进作用。

19世纪中叶，印度民族大起义爆发（1857—1859年）[②]吹响了印度独立运动的第一声号角，印度的爱国主义与民族意识也在进入20世纪时迎来了空前高涨。官署阿育吠陀学

---

① 陈满华：《威廉·琼斯与历史比较语言学》，《当代语言学》2008年第10卷第4期，第340—346、380页。

② 林承节：《印度史》，人民出版社，2014年，第220—228页。

院（Government Ayurveda College）在19世纪末正式成立，致力于对阿育吠陀教学工作进行研究与发展。20世纪初，全印度阿育吠陀会议（Akhila Bharatiya Ayurveda Maha Sammelan）于1907年顺利召开。次年，全印度阿育吠陀高级学术推广组织（Nikhila Bharata Varshiya Ayurveda Vidya Peeth）成立。1916年，为研究印度民族传统文化而募资兴建的贝拿勒斯印度教大学（Banaras Hindu University）落成①。在大趋势下，诸多阿育吠陀文献被重新关注，由学者们重新梳理并翻译成外文。20世纪30年代，古老的《遮罗迦本集》被印度社会推崇为"圣洁与权威的文献"②。与此同时，印度近代教育的进一步发展促使了大学的新建，其中也包括教授阿育吠陀课程的教育机构。印度各邦政府开始定期展开阿育吠陀知识的培训，并成立了配套的医学委员会。自1947年印度独立后，政府也在鼓励更多阿育吠陀私营机构的建立。20世纪50年代，印度40所大学共设立88所阿育吠陀学院，发展到80年代已近100所，平均每个邦有4—5所。留学印度的日本学者稻村晃江也在其1987年发表的论著中统计了当时印度的阿育吠陀机构情况：学院数95所，大学招生名额3306人，病院数276所，病床总数9783张，诊所数12118家，研究生院17所，研究生招生名额200人，研究单位80家③。在阿育吠陀教学工作中，前文提及的"三大医典"和"三小医

---

① 李晓莉、吴蕾、王张：《阿育吠陀医学经典述要》，《中华医史杂志》2022年第52卷第1期，第33—40页。

② Hardiman D. Indian Medical Indigeneity: from Nationalist Assertion to the Global Market. *Social History*, 2009, vol. 34, no. 3, pp. 263–283.

③ 稻村晃旺：《アーユルヴェーダ日常と季節の過し方》，和平出版社，1987年，第35页。

典”均被作为主要的教科书。

印度政府也对阿育吠陀的发展给予了足够的重视，1998年时任印度总理瓦杰帕伊高度赞扬了阿育吠陀在国家卫生保健层面的必要性，尤其是它对于农村地区医疗需求的满足[①]。印度政府也在不断促成现代阿育吠陀的规范化，逐年增设了诸多针对民族传统医学的管理机构，如印度政府传统医学部（Ministry of AYUSH）[②]、阿育吠陀药典委员会（Ayurvedic Pharmacopoeia Committee, APC）、阿育吠陀科学研究中央委员会（Central Council for Research in Ayurveda Sciences, CCRAS）、印度医学中央理事会（Central Council of India Medicine, CCIM）、国家药用植物委员会（National Medicinal Plants Board, NMPB）等。

根据成都中医药大学国家级专项研究[③]统计，截至2018年，印度已拥有阿育吠陀院校393所（年增长率5.7%），学生25407名（年增长率8.0%）；拥有阿育吠陀研究生院137所（年增长率7.0%），研究生人数5536名（年增长率10.9%）；共有3186家阿育吠陀医院（年增长率1.7%），病床总数43358张（年增长率2.4%）；阿育吠陀药房共计17102家，年增长率为1.0%；拥有正规注册资格的阿育吠陀从业人员443704人，年增长率为0.9%。

自19世纪中叶开始，阿育吠陀已经迎来了新的复苏。这一轮新的复苏不再局限于印度当地，而是在世界范围内的兴起。

---

① Frawley David. *Ayurveda: Nature's Medicine*. Twin Lakes, Wisconsin: Lotus Press, 2001, p. 23.

② 该机构全称为“Ministry of Ayurveda, Yoga & Naturopathy, Unani, Siddha and Homoeopathy”，简称AYUSH。

③ 吴瑞霞、孙铭、王张：《印度的传统医药及其发展现状》，《中药与临床》2021年第12卷第5期，第55—59、70页。

在专业学术领域方面，如今的现代西方医学在面对阿育吠陀时已经不同于往日的盛气凌人，而更多秉持着一种真诚的探索态度。尤其在药物学研究上，当代西方医学界已给予阿育吠陀极高的关注，甚至有视其为开发潜在新药之典范的趋势。据统计，从1981年至2007年，现代医学研发出的67%的新药都来自天然产物或者是受天然产物启发的，其中就包括了对诸多阿育吠陀药物的分析研究[①]。同时，阿育吠陀也伴随着瑜伽的全球化走进了普通大众的视野，各国关于阿育吠陀的健康指导类书籍逐年增多，其根本原因也在于世界人民健康观念的提升与保健预防意识的觉醒。

① Schmidt BM, Ribnicky DM, Lipsky PE, et al. Revisiting the Ancient Concept of Botanical Therapeutics. *Nature Chemical Biology*, 2007, vol. 3, no. 7, pp. 360–366.

第二章 阿育吠陀的本体思想

第一节

阿育吠陀的宇宙观

吠陀思想的核心始终围绕着人类和宇宙之间存在的一种不可分割的联系，这也使得阿育吠陀医学拥有着一个区别于现代医学的显著特点——现代医学是在随着人类科技发展而不断更迭的，而阿育吠陀医学的内核是静态的，其原则建立在婆罗门宗教哲学对宇宙亘古不变的运作规律的理解上。

如诗人沃尔特·惠特曼（Walt Whitman）在其著名的诗集《草叶集》（*Leaves of Grass*）中所说："我相信一片草叶不亚于行天的星星。"阿育吠陀认为宇宙和人类同根同源——宇宙本就是一个具有纯粹意识的有机生命体，人类作为宇宙成员的同时也是宇宙的微观缩影，人类自身也拥有着与宇宙一样的创造与毁灭的力量。

对于宇宙的创造，需要两种材料：物质的与非物质的。物质材料创造了事物的外在形式，使事物可显现或可被观测；而非物质因素则提供了事物的内在属性与运作规律——这两种材料同样存在于每个生命个体之中。阿育吠陀认为，想要认识到宇宙、自然、人类与疾病现象，必须先认识到维系它们存在的根本内因，即事物的基本元素。

1. 宇宙之砖——五大元素

五大元素（Pañca Mahābhūta）是自奥义书时代以来就存在于婆罗门宗教哲学中的物质基本单位，由它们形成了现象界各式各样的事物。在汉译佛经中也写作“五大”，“大”是“大种”（mahābhūta）的简称。这五种基本元素分别是：代表坚硬的地元素（pṛthivī），代表潮湿的水元素（āpas），代表温暖的火元素（tejas），代表运动的风元素（vāyu），代表无障碍的空元素（ākāśa）。五大元素由粗大递进到细微，由后者生成前者，这种对物质合成的解释最早出现在《鹧鸪氏奥义》（*Taittirīya Upaniṣad*，又译作《泰帝利耶奥义》）（《鹧鸪氏奥义》Ⅱ, 1, 54）中：“诚然，由彼‘自我’（ātman）而有空，由空而有风，由风而有火，由火而有水，由水而有地。”[1] 由此，即便后来印度各派哲学对五大元素的解释略有不同，但皆承认它们是构成物质最基本的原子。

阿育吠陀也同样继承了这一宇宙生成观，认为五大元素是建构一切生命形式的“砖头”，而生命的诞生即是元素由精微沉淀至粗糙的过程。为了帮助理解这个过程，当代的阿育吠陀学者在解释时都试图加入一些“科学性”的语言：最精微的物质形式是空元素（以太），当它以极其微妙的形式移动时便产生了风元素。风的运动会带来摩擦力，从而孕育出火元素。火元素的热量有液化某些虚无物质的作用，引发潮湿，产生水元素。当水元素在一定条件下出现阻滞或凝固时，地元素便出现了。

① 徐梵澄译：《五十奥义书（修订本）》，中国社会科学出版社，1995年，第288页。

这一系列连锁反应最终衍生出了地球上所有的无机物和有机物，矿物界、植物界与动物界应运而生。至此，五大元素完成了对物质界的创造。①

阿育吠陀认为包括人类在内的所有造物都是由这五种基本元素组合而成，它们来自纯净、统一的宇宙意识，是一切万有的质料。在古希腊哲学的朴素唯物主义看来，世界的本原是某一种或某几种具体的物质形式，如泰勒斯（Thales）的“水本原说”或赫拉克利特（Heraclitus）的“火本原说”。但阿育吠陀所说的五大元素并非具象化的，而是以极微（aṇu）的形态存在着，甚至比现代物理学中的分子、原子或亚原子更加精细。阿育吠陀的五大元素绝不仅仅是化学意义上的元素，它们本身比地球上肉眼可见的对应物要精微更多。

与吠檀多哲学在宇宙观上的相符，阿育吠陀的五大元素具备精微性、基础性和不混性这三个特征。②其中，精微性是指在进化中的五大元素不参加任何活动；基础性就是说，各个元素具有构建事物的根本性和独特性；不混性，即五大元素之间不会相互混合。在阿育吠陀的视角下，五大元素本身远超出人类所能把握的粗糙意象，但就生命现象本身来说，它们也可以“粗大”地显化为人体中的各种机能表现，正如阿提耶尊者所说的：“在人体中，地、水、火、风、空与梵（Brahman）分别以结构形态、水分、热量、呼吸、孔腔与自我的形式呈现。”（《遮罗迦本集》Ⅳ, 5, 5）

---

① Lad Vasant. *Textbook of Ayurveda: Fundamental Principles*. Albuquerque, New Mexico: The Ayurveda Press, 2002, p. 26.

② 王志成:《阿育吠陀瑜伽》，四川人民出版社，2018年，第30页。

在《遮罗迦本集》身体论第七章第16节有述：

身体中那些结实、稳定、厚重、粗糙、坚硬的部分，如指甲、骨骼、牙齿、皮肉、肌腱、粪便、毛发、胡须等，连同气味与嗅觉一起，都为地元素主导；液态的、流动的、迟缓的、油性的、柔软的、黏滑的部分，如血液、脂肪、尿液与汗液等，连同味道与味觉一起，都为水元素主导；热量与光泽，连同视力与视觉一起，都由火元素主导；呼吸、眨眼、收缩与舒张、运动、推进力等，连同触感与触觉一起，都为风元素主导；空间与大小腔道，连同声音与听觉一起，都由空元素主导。

a. 地元素（又译“土元素”）。地元素是趋向于固态且致密的，也是宇宙生命体的坚实基础。因为地元素的存在，生命体与非生命的物质得以“沉淀”并显化。它如摇篮一般，承载着大地上所有的事物，为生命提供食物和寓所。人体中所有结实、紧凑的结构或组织都有地元素的参与，例如骨骼、软骨、肌肉、指甲、头发、牙齿和皮肤。地元素的基本属性为：密度、重、粗糙、不冷不热、坚硬、不活跃、稳固、稠密、硕大，对应着人的嗅觉，感觉器官为鼻子，对应的行动器官是肛门。在精神层面，地元素促进宽恕、踏实与成长，也引发依恋、贪婪和抑郁，而缺少地元素则会产生不安稳、不踏实的感觉。

b. 水元素。地元素的上一级为水元素。如果从生物医学视角来看，水这一物质的确拥有着兼容性强大的化学能，人体的诸多生理功能都受其支配，其也是维持电解质平衡的必要物质，因此现代阿育吠陀学者会把水元素比作“宇宙的化学溶剂”。水元素在人体中表现为消化液的分泌物，存在于黏膜、血液、唾液、尿液、汗液及细胞质中，对身体各个系统的运作起着至关重要的作用。身体各组织所需要的物质与养分均需要水元素的运载能力来传输，它如同人体内的河流一般。水元素的基本属性为：溶解、沉重、流动、寒冷、柔软、不活跃、黏滑、稠密、湿，与人的味觉相关联，对应的感觉器官为舌头，对应的行动器官是生殖器。在精神层面，水元素是知足的、爱与慈悲的元素，但它也同样能引发诸如口渴、水肿、肥胖等问题。

c. 火元素。有运动的地方就有摩擦，有摩擦的地方就会有火。当风开始运动时，空气的摩擦带来热量与火元素，它支配着一切与变革和转化相关的过程。生命活动中的新陈代谢就由火元素调节，它将食物转化为身体所需的能量，负责管理体温、消化、吸收。火元素通过血液以热量的形式传遍全身，不仅分布于身体的各级组织中，也暗藏在诸多感觉器官中——眼睛、耳朵、鼻子、舌头、皮肤中都有微妙的火元素，使得器官能够将感知加工、转化为认知。火是代表着太阳与光明的元素，其基本属性是：转化、轻、扩展、炙热、干燥、光明、锐利、清晰，与人的视觉相关联，对应的感觉器官是眼睛，对应的行动器官是脚。在精神层面上，火元素主导着人体的智慧、注意力、理解力、领悟力和鉴别力，也与愤怒、仇恨、批判、妒忌、野心和竞争性直接相关。

d. 风元素。风是运动的元素，与所有的运动形式相关，也被称为“气元素”。阿育吠陀认为，人体内的风元素的表现形式是生命气（prāṇa）按照宇宙意识（觉，buddhi）的安排从一个部位流向另一个部位，而生命气则由此为每一层系统提供生命力。换句话说，身体的运动与感官的反馈在精微层面上均属于是生命气的移动，这也意味着风元素同时支配着人的运动系统和神经系统，包括但不限于心脏跳动、肺部呼吸、肠道蠕动以及其他非自主的运动，全都是由生命气所代表的风元素为基本原则。风元素的主要属性为：运动、轻盈、振动、不冷不热、干燥、清晰等，其无形无状，但仍旧可以被生命体感触，因此与人的触觉相关联，对应的感觉器官是皮肤，对应的行动器官是手。风元素的移动性是人体内的神经传递、微观运动和宏观运动的必要条件，也支配着人的思想与意志、恐惧、焦虑、不安与神经质等精神表现。

e. 空元素（以太）。作为首位元素，空元素在五大元素中最为精微，也最为抽象和晦涩。空元素在梵语中读作“阿卡莎”，意为包罗万象、无孔不入、无所不能、无所不知、无所不有、无所不在。阿育吠陀认为，空元素是意识的最初显化以及物质发展最首要的因素，因此它既是实有万物的共因，也是宇宙间诸物质的家园。空元素空旷、广阔、无限制、无阻力，给事物提供充分的自由度与发育空间，是一种纯粹的、普遍的、基础的物质能量。空元素的基本属性是：精微、轻盈、无抵抗、不冷不热、光滑、全面弥漫、分离、差异等。空元素出现在纯净的意识振动之初，是与声音直接相关的元素，对应的人体感觉器官是耳朵，对应的行动器官是喉咙，在人体构成上的表现为诸如口腔、鼻腔、胃肠道、呼吸道、腹腔和胸腔等这类空腔结构或器官。精神层面上，空元素能带来积极的自由、平和、扩展与包容，同时也主导分离感、孤立、空虚与焦虑等负面情绪。

阿育吠陀也具体解释了五大元素与人的感官相联系的原因，在《遮罗迦本集》总论第八章第14节有述：

在当下，可认识的感官体验是由五大元素和合而成的结果——视觉、听觉、嗅觉、味觉和触觉器官分别由火元素、空元素、土元素、水元素和风元素主导。所以，这些感觉器官根据它们各自的占主导地位的元素来感知各自的对象，因为它们的自然属性和特定能力（感官对此的认知）的相似性（sāmānya）。

总论第八章第10节：

眼睛、耳朵、鼻子、舌头和皮肤——这五个部位是感官的所在之处。

身体论第一章第24节：

五大元素成就了五种感觉器官，每一种元素支配一个感官。人们能通过它们的造作来推演出它们的存在，而人的认识也就在这一基础上得以发展。

身体论第一章第27节：

五大元素是空、风、火、水、地。
它们的性质分别是声、触、色、味、嗅。

在解释五大元素的性质时，《遮罗迦本集》（Ⅳ, 1, 17）使用了“tanmātrās”一词，即印度六派哲学常说的“五尘”。“tan”是指“精微、精妙”，“mātrās”是指“元素”，而能被人的五种感官作为“感觉对象”（artha）（《遮罗迦本集》Ⅰ, 8, 11）接收的五种“tanmātrās”便是声（śabda）、触（sparśa）、色（rūpa）、味（rasa）、嗅（gandha），即人类体验客观世界的五种媒介，也就是“五尘”，它们构成了人类能共同认识的客观世界的实相。在梵语中“tan”的另一个意思是“母亲”，而“mātrās”也有“物质”的含义，因此五尘的深层意义是指“物质之母”。五大元素分别与五尘相互作用，这便形成了人能够对客观物质世界进行认识的因。

以五尘为桥梁，五大元素得以体现在人的五种感官运作与其生理功能上。感知空元素的方式是声音，感知风元素的方式是触觉，感知火元素的方式是视觉，感知水元素的方式是味觉，感知地元素的方式是嗅觉，人则借由耳、皮肤、眼、舌和鼻这五个器官来掌握五大元素的属性，即数论哲学所说的“五知根”（buddhīndriyāṇi）。

另一方面，五大元素又分别与人的排泄器官、生殖器官、脚、手、喉咙这五个行动器官所对应（《遮罗迦本集》Ⅳ, 7, 7-8），即“五作根”（rarmendriśāṇi）。阿育吠陀认为，五作根代表着人对来自客观世界的能量输入所作出的反馈。地元素与人的嗅觉联系，而肛门有病患的人往往出现嗅觉迟钝的症状，因此肛门是地元素所对应的行动器官；同理，人的舌头在机能上与生殖器十分密切，所以水元素的行动器官是生殖器；火元素表现为光与热、色彩，与视觉相关，而视觉能够为行走指引方向，因此火元素的行动器官是脚；风元素与触觉有关，人也可以通过用手触摸的行动来主动产生触觉；空元素是声音的载体，而喉咙则是同样能产生声音的行动器官。

表2.1　阿育吠陀的五大元素与身体机能

五大元素	五尘	感觉器官	行动器官	属性	生理功能
地元素 pṛthivī	嗅	鼻子	肛门	密度、重、粗糙、不冷不热、坚硬、不活跃、稳固、稠密、硕大	生成骨骼、软骨、肌肉、指甲、头发、牙齿和皮肤等致密结构
水元素 āpas	味	舌头	生殖器	溶解、沉重、流动、寒冷、柔软、不活跃、黏滑、稠密、湿	作为血液、细胞液、淋巴液、组织液等各类体液存在，运载物质、养分、热量
火元素 tejas	色	眼睛	脚	转化、轻、扩展、炙热、干燥、光明、锐利、清晰	掌控体温、新陈代谢、食物的消化、吸收与同化过程
风元素 vāyu	触	皮肤	手	运动、轻盈、振动、不冷不热、干燥、清晰	主导神经系统和运动系统，为器官蠕动与运作提供动能
空元素 ākāśa	声	耳朵	喉咙	精微、轻盈、无抵抗、不冷不热、光滑、全面弥漫、分离、差异	构成口腔、鼻腔、胃肠道、呼吸道、腹腔和胸腔等这类空腔结构与器官

五大元素存在并显现于所有物质中。如果用物质界的水作为例子，它的固体状态冰是地元素的表现；当其液化后，水元素的流动与溶解性便得以展现；而能够被液化这一特性也是由于其中原本就潜藏着火元素；当水变为水蒸气时，又体现出了风元素；水蒸气再升起弥漫于所处空间时，又展现了空元素无所不在的特性。而物质之所以会表现为不同的形式，是因每种元素的所占比例不尽相同。例如，地元素造就了人体坚硬的肌

肉与骨骼，水元素便是流淌全身输送着养分的血液或组织液，火元素催化着新陈代谢并维持着人的体温，而风元素带来的动能与空元素扩展出的空腔结构协作，让器官得以自由地运动。

阿育吠陀认为，可以通过用五大元素的所占比例来给物质进行分类。当地元素在某一物质中占主要地位时，这类物质被归为“pārthiva dravya”，它们往往沉重、坚硬、粗糙、固态、无黏性、有异味，容易使人体增重，在为人体提供力量的同时也可能引发肥胖；水元素占主导的物质为“āpya dravya”，这类物质通常表现为冷、重、黏滑、柔软且湿滑，能给身体带来水分和镇静；“tejas dravya”是指由火元素为主的物质，它们温热、辛辣、轻而干燥、鲜亮而具有吸引力，可以加速人体的消化功能，提高新陈代谢，让人产生热感；风元素所主导的物质为“vāyavya dravya”，这类物质灵活、轻盈、干燥、细小，摄入人体后会增加运动性；当物质由空元素占主要地位时，被称为“ākāśīya dravya”，它们精微、弥散、柔和、同质、有声，能够增加人体的柔韧性和活跃度，带来轻快、自在与空间感。这个分类原则最关键的意义在于，它不仅规定了阿育吠陀对身体的结构与功能进行认识的根本原则，也决定着阿育吠陀运用药物或饮食来实施治疗与保健的底层逻辑，因为药物与食物同样也是由五大元素所构成的。

2. 三种力量——道夏

道夏（Doṣas）是继五大元素后阿育吠陀的又一组重要概念，也可以说其是医学理论的核心所在。基于五大元素之间相互结合、相互作用的力量所产生的相应的表达，形成了现象世界与生命活动的三种基本能量——瓦塔（vāta）、皮塔（pitta）和卡法（kapha），合称“三道夏”（Tridoṣa）。

在阿育吠陀的宇宙观中，三道夏是宇宙中三种支配着自然界运行的力量，代表着太阳、月亮和风。太阳的光与热使得万物生长，月亮通过水分与调节力滋养着万物，而风则运用它的移动力来给予万物相应的刺激与推动。太阳是以火元素为代表的转化之力，这种能量形式在人体中的表现被阿育吠陀称为“皮塔”能量；月亮的力量来自地元素与水元素的结合，表现为生命体的生理体液，即阿育吠陀中的“卡法”能量；风的力量由风元素和空元素组合而成，代表着运动力与推进力，被阿育吠陀命名为“瓦塔”能量。太阳般的皮塔能量通过对食物进行转化而建构起人的生理组织，卡法通过体液调节滋养、支持着身体机能的运行，瓦塔则运用其推进力使身体对能量进行对外表达、排泄与消耗。

三道夏的力量如同双刃剑一般，阿育吠陀将其定义为三种既承担着人体生理功能却又能引起疾病的因素。《遮罗迦本集》有述：“在正常状态下，它们对身体有益，而在异常状态下它们又给身体带来各种疾病。”（《遮罗迦本集》Ⅲ, 1, 5）《八支心要集》（Ⅰ, 1, 6）说：“异常的道夏摧毁身体，正常的道夏维护着身体。”[①]《妙闻本集》也对阿育吠陀的三道夏理论进行了更为细化的阐述：

---

① 本文所引《八支心要集》原文均来自 Murthy Srikantha K R. *Vāgbhaṭa's Aṣṭāñga Hṛdayam: Text, English Translation, Notes, Appendix and Indices*. Varanasi: Chowkhamba Krishnadas Academy, 2021–2022.

带给身体行动力，赋予各个感官以感觉，将食物传递到对应的器官，从食物中分离出废料，尿液、精液的贮存与排出等，这都归功于瓦塔力量对人体的支持；人体色素表现（rāgakrit）、食物的消化与组织的新陈代谢、原生组织的活化与营养、视力的产生与维系、热量的萌发、体温的稳定以及智力的形成——这几种功能是由皮塔力量来完成的，皮塔通过它的产热效应（agni–karma）来维持人体的运行；卡法的作用是润滑关节内部，增加身体的光洁度，帮助创口结痂，促进身体组织的增长，使身体愉悦和舒缓，巩固肢体强度，以水元素的力量赋予人体福泽。①

从三道夏的梵语名称上分析，“vāta”与“vāyu”（风）的词根一样，都是“vā”，即“移动”或“气味”；“pitta”则是来源于“tapa”一词，意为“燃烧”或“加热”；在《妙闻本集》中，大部分情况下是用“shleshmā”（意为“黏液”）一词来指代“卡法”，“shleshmā”来源于“shlisha”一词，含有“拥抱”之意。由此也可看出，阿育吠陀认为瓦塔的自然属性如风一般带有运动力并与嗅觉关联，皮塔带有火的热属性，而卡法则是一种由水元素主导的聚的力量。妙闻氏观察到，疾病的产生与瓦塔（神经传递）的紊乱、皮塔（新陈代谢）的反常以及卡法的失衡（身体系统无法利用物质）有直接关系。这些致病因素会渗透到整个机体，虽短时间内不会引发不适，但当它们累积

① Bhishagratna K. *An English Translation of the Sushruta Samhita Based on Original Sanskrit Text, Volume I.* Calcutta: Kashi Ghose's Lane, 1907, pp. 120–121.

在身体某个特定的部位或组织时，就会导致疾病产生。

关于“道夏”一词的语义，梵语的字面意思是“杂质”、“不洁”或“错误”，但仅用表层意义来理解阿育吠陀的三道夏理论是不够的。“道夏”一词也来自以概念和逻辑著称的正理派的思想中，正理派把过失或烦恼称为“道夏”，认为它属于一种精神上的认识对象，即“所量”（prameya）。而阿育吠陀既采用了“道夏”的字面含义，也吸收了“道夏”的范畴论价值——道夏可以是给人体带来困扰的病因，也可以是一项度量人体状态的数据指标，同样还是一种支持生命现象的“组织架构”：“就像住宅由三根主梁架构起来一样，三道夏是人体运转的三大支柱（Tristhunam），它们在正常状态下可以让机体保持活力，如果出现紊乱则可能会使机体分解或死亡。”[①]只要道夏的质量和数量处于正常水平，人体即可以维持在健康与和谐的状态；反之，一旦道夏失去平衡，它们就会污染或腐蚀身体组织，此时道夏所带有的“杂质”“不洁”和“错误”的一面便展现出来，疾病也随之产生。更加确切地说，阿育吠陀把“道夏”视为其医学理论的核心术语，以此解释人体生理过程、诊断病人体质、描述疾病特征与制定治疗方案，正如阿提耶尊者所说：“医者如不了解病人之道夏，则无法控制疾病。”（《遮罗迦本集》Ⅲ，1, 3）

《八支心要集》（Ⅰ, 11, 5-7）在谈论到这个部分时，清晰地列举出了三道夏异常增加时人体可能出现的症状：

① Bhishagratna K. *An English Translation of the Sushruta Samhita Based on Original Sanskrit Text, Volume I.* Calcutta: Kashi Ghose's Lane, 1907, p. 194.

瓦塔的增加超过正常水平时，会出现消瘦、色素丧失、渴望热辣的食物，颤抖、腹胀、便秘、无力、失眠、感官削弱、妄语、眩晕、胆怯和躁郁；皮塔过量时，脸色、尿液、眼睛和皮肤会发黄，出现过度的饥渴感、灼热感，并且睡眠时长很短；卡法的力量在身体中积累过多时，消化系统功能会变得衰弱，唾液过多，产生倦怠、沉重感，面色发白、发冷、身体松弛、呼吸困难、咳嗽以及嗜睡。

由于《八支心要集》的撰写是基于《遮罗迦本集》和《妙闻本集》内容的整理，其中对三道夏理论的阐述会比后两者更加集中。《八支心要集》总论部分的第十一章、第十二章和第十三章就连续地讨论了道夏的属性、道夏的分类以及如何使用道夏疗法（Doṣapakramaṇīya），即通过对道夏的增减调整来治疗相关疾病。

三种道夏的功能是建立在五大元素的属性组合之上的，尤其以三种核心元素（风、火、水）为主体。如果追溯到更早的时期，《梨俱吠陀》中就有10572首诗颂在讨论风、火、水三者的关系[①]，这可能也是三道夏理论的思想雏形之一。至于为什么空元素和地元素不属于道夏理论的主体，其原因或许可以从胜论哲学中得到一些解答。在胜论派看来，仅以声为属性的空元素是虚无缥缈的不可接触物。空元素虽然是一切事物成立、存在和运动的场所，但其对任何的活动并无具体作用。阿育吠陀

① Swami Sadashiva Tirtha. *The Āyurveda Encyclopedia*. Bayville, New York: Ayurveda Holistic Center Press, 2005, p. 3.

也认为空元素是“惰性的”，它只作为现象或事物发生的因，却不是参与生命活动的主导元素。而地元素同样具有这种惰性的特征，远不如风、火、水这三种元素的活跃度。因此，在阿育吠的道夏理论中，空元素和地元素是作为辅助元素而存在的。

在三道夏与五大元素的组合关系上，现代阿育吠陀学者有着不同的看法。维桑特·赖德认为，三种道夏中每一种都是由两种元素构成：瓦塔是空元素和风元素的组合，皮塔是火元素和水元素的组合，卡法是由水元素组合地元素。[①] 而戴维·弗劳利和廖育群的观点与之略有不同，认为皮塔仅由火元素单独主导。[②][③] 就这一争论，其实可以从《遮罗迦本集》（Ⅰ，1, 60）对皮塔的描述中推测出古代阿育吠陀医者的立场。总论第一章第60节提及了皮塔具有“轻微的油滑”和“液态”的属性，显然这两点带有明显水元素的基本特征，符合维桑特·赖德所主张的“油性是火元素和水元素的共性”的观点[④]。王志成也表示，皮塔虽由火元素主导，但同样也包含有着水元素。[⑤]

三种道夏在人体中共存，互相作用、制约、消长，两两之间的共性会引发同性相吸的促进作用，而两两之间的对立性又会导致能量的抵消或中和。例如，皮塔和卡法两者都具备液态、

---

① Lad Vasant. Textbook of Ayurveda: Fundamental Principles. Albuquerque, New Mexico: The Ayurveda Press, 2002, p. 30.

② Frawley David. *Ayurveda: Nature's Medicine*. Twin Lakes, Wisconsin: Lotus Press, 2001, p. 43.

③ 廖育群：《阿输吠陀——印度的传统医学》，辽宁教育出版社，2002年，第259页。

④ Lad Vasant. Ayurveda: *The Science of Self-Healing*. Twin Lakes, Wisconsin: Lotus Press, 2009, p. 28.

⑤ 王志成：《阿育吠陀瑜伽》，四川人民出版社，2018年，第52页。

油性的特点，二者的共同点会互相吸引而产生互相加强的效果；皮塔的热、锐和轻又与卡法的冷、钝、重相冲突，从而出现能量互相抵消的情况。如果人体内的三道夏失衡，那么这种内在相互依存、相互制约的关系就会受到破坏，失衡的道夏也就变成了一种病素。

当下，在印度本土的阿育吠陀医者中也有一种论调，认为以希波克拉底为代表的古希腊医学对三道夏理论有所吸收，尤其体现在希波克拉底提出的“风”“胆汁”“黏液”这组概念。如果考虑希波克拉底的生活年代（公元前460—前370年），贯穿在古希腊和古印度之间的波斯帝国确实有可能成为两者之间的交流渠道。类似的讨论也存在于这两种文明的原子论上，学者霍恩在其《古希腊原子论与古印度原子论》[①]一文中指出，古希腊诸多的科学或哲学思想最初都是在希腊东部地区出现的，而这里正是与东方、埃及、腓尼基、波斯，甚至与印度文明接触最多的区域。虽然没有充分的证据表明两种文明在这一问题上的继承关系，但从近现代开始，西方学者在表述或解释阿育吠陀中的道夏时都习惯使用“体液”（希腊文 χυμός，拉丁文 humor）一词。显而易见，这是普遍受希波克拉底学派的“四体液病理说”[②]影响的结果，而“体液”一词所引申出的“性情”“性格”“气质”等含义也与阿育吠陀的道夏体质论相当有“默契”。

① Horne R A. Atomism in Ancient Greece and India. *Ambix*, 2013, vol. 8, no. 2.

② 希波克拉底的“体液说”认为血液、黏液、黄胆液和黑胆液这四种液体，分别具有不同的性质。当它们在身体中的比例、能量、体积配合得当，和谐平衡时，身体就处于健康状态，反之便会感到不适。

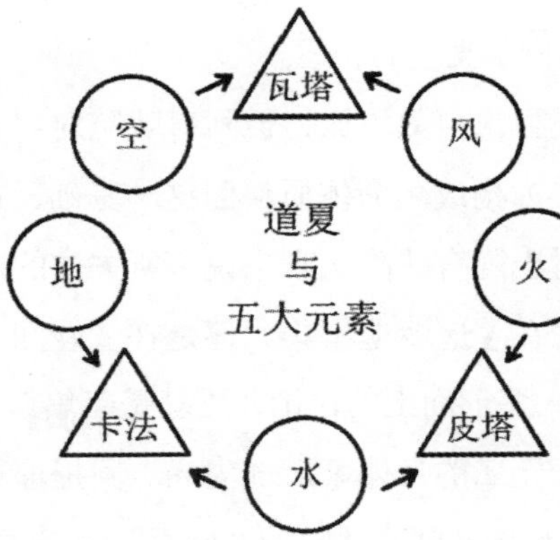

图 2.1　三道夏与五大元素关系图

3. 原质与三道夏——阿育吠陀体质论

阿育吠陀中“prakṛti”的概念最初来自数论派哲学，意为“原质”。在汉译佛经中，数论派所说的原质也被译为“自性”“胜因”或“世性”等，在《金七十论》（*Suvarṇasaptati-śāstra*）卷一中有述：“自性者，或名胜因，或名为梵，或名众持。”[①]

《金七十论》阐明了数论哲学对原质的理解：原质即自性，它是构建宇宙的质料因，也是万物的“胜因”（pradhana）或“本因”，而“众持”（bahudhātmaka）则是指原质的内部蕴含着世间万物。《金七十论》卷三中“同性能生故”也是对原质的描述，即万事万物都由原质这种同一的质料所组成。《数论颂》（*Sāṃkhya-kārikā*）另一部带有吠檀多学派色彩的注释本

---

① 《数论颂》由自在黑（Īśvara Kṛṣṇa）所著，《金七十论》是目前保存的《数论颂》注释本中最古老、最著名的一版，由我国南北朝佛教高僧真谛（公元548—586年）汉译，并收录于我国《大藏经》中。

《乔茶波陀疏》(*Gauḍapādabhāṣya*)也有“原质就是根本物质(pradhāna)”这样定义性的表述。

虽然概念模型来自数论派，但阿育吠陀对“原质”一词的使用是基于它作为构成生命体质料因这一基础，在具体使用上也多有不同。对于阿育吠陀医学来说，所关注的对象是人体与健康，因此不论在《遮罗迦本集》还是在《妙闻本集》中，对“原质”均没有太多形而上的讨论，更多是聚焦其个体自然人所拥有的一种独一无二的身体素质的内涵。阿提耶尊者在《遮罗迦本集》的判断论中对阿育吠陀的“原质”做出了说明：

> 现在我来解释“原质”等因素。比如，胎儿的身体是由精卵的组合、子宫与孕育的时间、母亲的饮食和习惯以及五大元素等因素共同决定的，而附着在胎儿身上的一种或多种道夏则在其中占最主要的决定因素。这便是所谓的人的“道夏原质”(道夏体质)，它在胎儿阶段便开始显现了。因此，有些人是卡法体质，有些人是皮塔体质，有些人是瓦塔体质，还有一些人是平衡体质。

个体生命所拥有的三种道夏的组合比例是不同的，这由父母的基因[①]、母亲的饮食、生活方式、情绪、孕期状态所决定，还受到胎儿出生时季节、时间、环境、星象等多方因素的影响。这种先天的道夏比例特征就是阿育吠陀医学中“原质”的真正含义，因此阿育吠陀在使用“prakṛti”一词时是在指一个

① 即janma prakṛti，也可以叫“业原质”。胎儿由因果业力而选择的父母，而业原质也在受孕那一刻就被设定，与父母的体质直接相关，可以理解为现代生物学中的基因遗传。

人的先天体质。阿提耶尊者在这段讨论中设立了“道夏体质”（Doṣaprakṛti）这一特定概念，紧接着《遮罗迦本集》（Ⅲ, 8, 96-98）详细阐述了三道夏在个体中分别占主导地位时的身体表现：

卡法是油润的、光滑的、柔软的、甜的、稠密的、坚实的、迟钝的、顽固的、笨重的、冷的、粘黏的、清澈的。因为这些属性，卡法占主导地位的人拥有油润、光滑、柔软、精致且白皙的器官，富足的精液，强健的性能力与生殖力，身材紧凑且结实，器官发育充分。在运动、饮食、语言及行动力方面比较迟慢，不易受刺激或失控，但行动稳健，很少饥渴、发热和出汗，关节紧致而坚固，眼睛清澈，面部光洁，气色滋润，嗓音深沉。所以卡法体质的人往往是强壮、富足、有学识、勇敢、文静且长寿的。

皮塔是热的、尖锐的、液态的、带肉味的、酸且辛。皮塔占主导地位的人不耐热，面部发红，器官细腻，多有痣、雀斑和粉刺，经常感到饥饿与口渴，过早出现皱纹、白发或脱发，大部分毛发松软、稀疏或呈棕色；常大量或频繁地食饮，敏锐勇猛，热情如火，但缺乏耐受力；关节与肌肉松弛柔软，汗液、尿液和粪便排泄多；腋窝、口腔、头部及身体有腐臭味；精液匮乏，性能力和生殖力不强。因此，皮塔体质的人在力量、寿命、学识、理解力、财富和才干方面表现中规中矩。

瓦塔是粗糙的、轻盈的、运动的、丰富的、迅捷的、冷的、无光泽且无黏性的。瓦塔占主导地位的人，身体干糙、不发达或身材矮小、瘦弱，声音断断续续、干扁而低沉、拖沓、沙哑，易失眠或爱熬夜；行为举止、饮食习惯和说话方式轻盈而浮躁不定；关节、眉毛、下颚、嘴唇、舌头、头部、肩膀和四肢都十分灵活；多言善语，肌腱、筋脉发达；行动快而草率，易被刺激而失控，易惶恐、易失落、易依附他人，能快速进行学习理解但容易遗忘；不耐寒，常受低温、颤抖或僵直的困扰；毛发、胡须、指甲、牙齿、面部及手脚都比较粗涩；身体多部位有皲裂，运动时能听到关节持续作响。因为这些特质，瓦塔体质的人在力量、寿命、生殖、能力和财富方面处于（三者中）最低水平。（《遮罗迦本集》Ⅲ, 8, 96–98）

显然，阿提耶尊者对三种基础的道夏体质已经有了初步的评价，且按照先强后弱的顺序来介绍。每一段讨论的首句概括出了三道夏分别具有的属性，而后逐一列出了这些属性在人体上的具体表现。通过对其内容的整理，再按照阿育吠陀医学体质论中更为习惯的风、火、水的顺序，可整理为下表：

表 2.2　三种道夏体质与人体特征

道夏属性		体质表现
瓦塔	干	身体干糙、不发达或身材矮小、瘦弱，声音断断续续、干扁而低沉、拖沓、沙哑，易失眠或爱熬夜
	轻	行为举止、饮食习惯和说话方式轻音而浮躁不定
	冷	不耐寒，常受低温、颤抖和僵直的困扰
	粗糙	毛发、胡须、指甲、牙齿、面部及手脚都比较粗涩
	无光泽、无黏性	身体多部位有皲裂，运动时能听到关节持续作响
	易动	关节、眉毛、下颚、嘴唇、舌头、头部、肩膀和四肢都十分灵活
	迅捷	行动快而草率，易被刺激而失控，易惶恐、易失落、易依附他人，能快速进行学习理解但容易遗忘
	丰富	多言善语，韧带、肌腱、筋脉发达

续 表

道夏属性		体质表现
皮塔	热	不耐热，面部发热，多有痣、雀斑和粉刺，经常感到饥饿与口渴，过早出现皱纹、白发或脱发，大部分毛发松软、稀疏或呈棕色
	尖锐	常大量或频繁的食饮，敏锐勇猛，热情如火，缺乏耐受力
	液态	关节与肌肉松弛柔软，汗液、尿液和粪便排泄过多
	带肉味	腋窝、口腔、头部及身体有腐臭味
	酸、辛	精液匮乏，性能力和生殖力不强
卡法	油润	器官多油
	光滑	器官光滑
	柔软	器官柔软、精致而白皙
	甜美	富足的精液，性能力与生殖力强
	稠密	身材紧凑且结实稳定
	坚实	器官发育充分
	迟钝	在运动、饮食、语言、行为方面比较迟慢
	顽固	启动慢，但不易被刺激或失控
	重	不爱移动，但移动时步态稳健
	冷	很少饥渴、发热和出汗
	粘黏	关节紧致而强健
	明澈	眼睛清澈，面部光洁，气色滋润，嗓音深沉

道夏体质带有一定的决定论色彩，阿育吠陀认为先天体质是人类个体独有的、被预设好的身体能量，既包括物质肉体本身的素质，也包括了一个人特有的性格、行为习惯和心理特质。这种决定论与数论派所主张的“因中有果说”有关，即包括人在内的宇宙万物作为转变的结果，在其形成之前就已经存在于

原因（原质）之中。在阿育吠陀看来，“原质”的概念类似于一个人的“遗传密码”，而一般情况下先天体质在人的一生中是不会出现改变的。瓦塔、皮塔和卡法在个体中存在着多种比例的组合，只有少数人的三种道夏比例完全平衡，这类人往往体质非常强健，但大部分人的体质则是以一种或两种道夏为主导。

值得一提的是，我国传统中医理论中同样也存在着类似的体质论。《灵枢·阴阳二十五人》运用阴阳五行学说来分析人的形貌、禀性、态度和环境适应力等，归纳出了木、火、土、金水五种不同的基础体质类型及其特征。其中，岐伯在解释火元素体质时描述道：“火形之人，比于上徵，似于赤帝。其为人赤色，广䏖[①]，锐面小头，好肩背髀腹，小手足，行安地，疾心，行摇，肩背肉满，有气轻财，少信，多虑，见事明，好颜，急心，不寿暴死。”[②]这里所说的“火形之人”与阿育吠陀的皮塔体质有诸多相近之处，例如外貌呈现赤色或红棕色，性情激烈，寿命不长等。另外，“水形之人”和“土形之人”都有“大腹”的特征，近似于阿育吠陀的卡法体质（水与土的结合），尤其“土形之人”的“行安地”“安心”和“善附人”等特征也与卡法体质十分类似。在《灵枢·阴阳二十五人》和《灵枢·通天》两篇关于体质的论述中，同样带有决定论的意味，认为体质属于个人的先天禀性，即“天地之间，六合之内，不离于五，

① “䏖”指背脊部的肌肉、脊肉。

② 《黄帝内经·灵枢》卷九第六十四篇；本文所引的《黄帝内经·灵枢》的原文均来自王洪图、贺娟主编:《黄帝内经灵枢》（第2版），人民卫生出版社，2014年。

人亦应之”。“不离于五”中的“五”是指中医理论中的五大元素，与阿育吠陀所主张的五大元素主宰世间万物的根本逻辑几乎一致。

4. 精神原质——三德

除了对人体生理层面上的认识，阿育吠陀也同样看重人在心理或意识层面的“体质”，因此“精神原质”（Manas Prakṛti）的概念应运而生。其中，“manas”一词是指心、意或思想。为了描述精神原质，阿育吠陀再次引入了三种维度——萨埵（sattva）、罗阇（rajas）和答磨（tamas），即瑜伽派所说的“三性”或数论派所说的“三德”（Triguṇa）。

一般认为，“三德”这一思想模型最早是来源于古奥义书。最早在《歌者奥义书》（*Chāndogya Upaniṣad*，又名《唱赞奥义书》）就有了“一谛三相”的说法：“变化者只是所说的名称，真实者就是这三种色（红，白，黑）。”（Ⅵ, 4, 1）[①]更加为学者所关注的则是《摩诃那罗延那奥义》（*Mahanarayaṇa Upaniṣad*，又名《大那罗延奥义》）中的一句：“牝羊赤、白、黑，生子多相似。”（Ⅹ, 5）[②]这里所说的“牝羊（ajā）”指代的就是原质，“白”即萨埵，“赤”即罗阇，“黑”即答磨。如同牝羊有三种颜色一样，三德是原质的三种不同形式表现，但在本质上是同一事物，因此“生子多相似”。基于“牝羊说”的思想模型，数论派发展出了三德理论架构，最终又被阿育吠陀医学所吸收。

---

① 黄宝生编译:《奥义书》，商务印书馆，2012年，第191页。
② 徐梵澄译:《五十奥义书（修订本）》，中国社会科学出版社，1995年，第323页。

在《金七十论》中，三德的解释如下：

> 喜忧暗为体者，是三德者，一萨埵，二罗阇，三答磨。喜为萨埵体，罗阇忧为体，暗痴答磨体，是现三体相。[①]

按照数论哲学的理解，原质是万物的“自性”，即“二十五谛说”[②]中的第一性，它与除了第二十五谛“神我”之外的其余二十四谛一样，都具有三德。“喜忧暗为体”即是在说，三德是原质的三种本性或所显现出的三种状态，犹如人的三种心情或心理状态一般。“喜”为萨埵，“忧”为罗阇，“暗”为答磨。在《数论颂》第12颂中也明确了“三德具有乐（prīti）、苦（aprīti）和幻（viṣāda）的本质”[③]。

“德”在梵语中为“guṇa”，字面意思是属性或性质，三德即指代三种不同的属性或特征。但如果仅将“德”单纯地理解为“属性”是不够准确的，对此哲学界的讨论颇多。如果按照唯物论的视角来看待三德，可以认为它们是物质的组成要素，或者将它们与物的性质、物的三方面联系起来，类似于亚里士多德学派所说的“质料因”。但是这样一来，原质的根本地位就变得有些尴尬。在数论派那里，三德始终是需要依附于原质的，而原质又需要通过三德才能进行现象转化。因此，将三德理解

① 姚卫群编译：《古印度六派哲学经典》，商务印书馆，2003年，第376页。
② 数论派“二十五谛”是指大（觉）、我慢、五尘（五唯）、五作根、五知根、心、五大元素、自性和神我。
③ 本文所引的《数论颂》原文均来自朱彩虹译：《〈数论颂〉译注》，四川人民出版社，2022年。

成一种抽象的“动力因”似乎也很合理，如保罗·杜森（Paul Deussen）说三德是一种“增大的原动力”或“三原动力的质料代表”。

虽然“德”在数论派哲学中被视作一种实体（dravya），但也应考虑到数论师以“心意”变化之三态当作思辨背景来观察万有的性质、运动与状态的可能，因为这种视角同样可以将三德实体化。基于这个观察角度，所有物的性质、运动和本质都包含其中，因此三德所包含的意义绝不仅仅是“属性”，它至少同时是“质料因”和“动力因”——这种思想在《薄伽梵歌》中也体现得相当明确。日本学者木村泰贤也表示不能简单地看待三德，他认为萨埵、罗阇和答磨还分别可用于代表精神、力能和物质。[①] 在《大乘广百论释论》卷三中也对数论派的三德是“物”还是“思”的问题进行过讨论：“若德并非思，何能造就一切？”这里也提到了数论派认为三德有“造就一切”的功能。《佛光大辞典》在解释三德时也有述：“萨埵乃勇健之德，罗阇乃尘坌之德，答磨乃闇钝之德……此德能生各种善恶美丑之物。”此处将罗阇称为“尘坌”，与《薄伽梵歌》（14, 15）认为罗阇主导的人执着于“尘世间的行动”[②] 相符。

三德的作用是“照造缚为事”[③]，萨埵起照明或启发的作用，罗阇起激发或造作的作用，而答磨起的则是抑制或钝化的作用，三者相互依存、相互制约、相互配合，在初始的宇宙原质中处于平衡的完美状态。然而，一旦它们之间的平衡被打破，

① 木村泰贤著，宋立道译：《印度六派哲学》，商务印书馆，2022年，第505页。
② 王志成、灵海译：《薄伽梵歌》，四川人民出版社，2015年，第274页。
③ 姚卫群编译：《古印度六派哲学经典》，商务印书馆，2003年，第376页。

形成了主次从属的关系时，原质便开启了现象的演化。在阿育吠陀的宇宙观中，这个契机就发生在精卵结合之时，个我灵魂（jīva）携带着过往的业力进入到受精卵之中，如同平静的意识之海中出现了小气泡，这导致萨埵、罗阇与答磨三者开始运动，于是便出现了各式各样的现象展开。

基本上，阿育吠陀继承了数论派“转变说”（pariṇāma）的宇宙模型，但不同于数论派在形而上层面的停留，阿育吠陀把三德理论进一步发展为了一组区分人类精神状态健康与否的医学指标。由于“德”是依附于实体的内在精神属性，人的心灵中的萨埵、罗阇和答磨的比例决定了一个人的心理特质、行为习惯和精神发展水平，是人的“精神体质”。一个人被萨埵所主导时，将充满智慧与喜乐，有很强的学习力和记忆力，觉察敏锐，善解人意，对人礼貌、友善，且包含祝福与奉献精神，崇尚纯净与平衡。被罗阇所主导时，人会表现得积极、活跃且勤奋，但易冲动或难以平静，脾气急躁，性格自私，带有进攻性、嫉妒心和竞争欲，不满足于现状，企图争夺或压制他者。而被答磨主导的人，则容易受负面情绪与压力困扰，往往懒惰、无知、愚昧、顽固、贪吃、嗜睡，对事物缺乏好奇心，不愿主动作出任何改变。

阿育吠陀的三德等同于事物运行的三种“倾向原则”，三道夏则是三德在人体的一种平行表现，这两组概念都与五大元素存在着内在联系。空元素拥有着纯粹的萨埵属性，从空元素开始依次生成风、火、水、地四种元素，而最后形成的地元素则是纯粹的答磨属性。其中，风元素具有推动性，因此它有罗阇一般的造作力。火元素同时具有萨埵和罗阇属性，因为它既可以照明，又带有热与激情。水元素则带有萨埵和答磨属性，因为它既清澈、包容，但依旧存在一定程度的惰性。

表2.3　三道夏、五大元素与三德的关系

道夏	元素	元素之德	道夏之德
瓦塔	空	萨埵	萨埵+罗阇
	风	罗阇	
皮塔	火	萨埵+罗阇	萨埵+罗阇
卡法	水	萨埵+答磨	萨埵+答磨
	地	答磨	

三德虽然也是基于出生时个体携带的业力或习气，但它并非如先天体质那样是固定不变的。这三种精神原质会因日常活动、社会活动或季节更替等因素而产生变化，也可以通过个人在品行与心性上的修炼而得以改善。不同的人在不同的生命状态、生命阶段中也会由不同的三德力量所主宰。因此，在阿育吠陀医学中，患者的精神体质也是阿育吠陀医者必须加以诊断的项目，医者可以通过评估个体的三德来检视其心灵健康的状态。与阿育吠陀对“原质”的概念转化一样，阿育吠陀将数论派的三德学说赋予了医学上的运用，其关注的重点依旧紧扣生命健康这一议题。

第二节
阿育吠陀的灵魂观

1. 人的概念

作为一门生命科学，阿育吠陀的所讨论的对象永远需要围绕着人本身。在阿育吠陀医学看来，人绝不是肉体本身，也不是简单地由五种元素或某些化学成分组合而成的物理结构。《遮罗迦本集》总论第一章第46节有述：

> 心、自我与肉体（śārīra）——这三者是生命的三大支柱。那（活的身体）是Puruṣa，是有觉知，是阿育吠陀的所在地。

阿育吠陀定义下的人，是身、心、灵三个维度的结合体。具备这三个支柱，才称得上是真正意义上完整的、有知觉的、鲜活的生命体，也才能成为阿育吠陀所讨论的对象。阿育吠陀称这样的生命体为“Puruṣa”，即“原人”。

“原人”是印度宗教哲学中最为古老的概念之一，可以追溯到早期吠陀时代。《梨俱吠陀》第十卷第90曲的《原人歌》[①]中，那罗延仙人（Nārāyaṇa）抛出了这样一个超验的、理念化的、神格化的“原人”模型：第一原人（Ādi-puruṣa）“从彼诞生”，“彼”指吠陀哲学所认为的绝对超验实在。随后第一原人生出毗罗阇（遍照者[②]，Virāj），再由毗罗阇生出有血肉之躯的化身原

① 巫白慧:《吠陀经和奥义书》，中国社会科学出版社，2014年，第115—121页。
② “遍照者”在《梨俱吠陀》中是指物质性的宇宙创造的原始材料，而在吠檀多学派中是指阿特曼的一种觉醒状态，又称为“外慧”。

人（Puruṣa）。最后，由化身原人的分解，创造出了器世间（物质世界）和情世间（精神世界），于是才有了包括人类在内的宇宙以及万物众生。在《梨俱吠陀》中，“原人”是宇宙被创造的原理。

“原人论”到了奥义书时期开始出现更多的引申含义，诸多奥义书围绕着这一核心概念展开了世界的终极原因和人的本质的探讨。譬如，在《大森林奥义书》（*Bṛhadāraṇyaka Upaniṣad*）[①]中就对化身原人有了进一步的讨论：

> 确实，在太初，这个世界唯有自我。他形状似人、他观察四周，发现除了自己，别无一物。他首先说出“这是我”。从此，有了“我”这个名称……因此，他成为“原人”。[②]

奥义书也说“在太初，这个世界唯有梵”，“原人”“自我”和“梵”是等同的。在奥义书中，“梵”是宇宙的本原或本质，而“自我”不光指个体的自我，也是宇宙的自我，即“我是梵”。在《爱多雷耶奥义书》（*Aitareya Upaniṣad*）中直接描写了原人衍生出世界万物的过程，即“自我创世说”，这是奥义书对《梨俱吠陀》“原人创世说”的改造。可以认为，“原人说”是古印度最早的一种对人与自然现象的趋同性分析，它描述了人的生命现象与自然现象本质同一的观点。奥义书认为原人是事物产生的基础，而人类和事物也可以是原人本身——阿育吠陀所

① 《大森林奥义书》是公认属于吠陀时代的13种奥义书之一，在其中年代最为古老。

② 黄宝生译：《奥义书》，商务印书馆，2012年，第26页。

主张的是宇宙缩影的观念便来自此。

事实上，比起“原人”，奥义书更多情况下使用的是“阿特曼”（“Ātman”）一词。阿特曼的原始含义是呼吸或生命之气息，在奥义书中常用的含义有两层：一是自我的灵魂，二是作为第一人称的“我”或“自己”。一些时候也指代身体、本质和本性等意义，但即便它指代身体时，也一定是指有别于一般躯体的整个“身”。换句话说，奥义书认为“原人”或“阿特曼”是认识宇宙的主体，也同时是个人的主体。

虽然数论派中诸多的概念都基于对奥义书的理解，但数论派在讨论“人”或“灵魂”时，使用频率最高的还是“Puruṣa”一词，该词也随着真谛所译的《金七十论》而最终汉译成了“神我”。数论派认为，神我（原人）和自性（原质）是二元对立的，原质是具有三德的，而神我却不受三德支配，它是纯粹的精神。神我作为一个主观性的观者（sākṣin），观察、观照着原质中三德的变化。《数论颂》中相当有名的第21颂阐述了这种关系：

> 为了原质被原人观看，以及为了原人的独存，原人与原质结合，就像跛子与盲人结合。由这种结合产生了演化。

真谛在《金七十论》卷一中对这一颂的翻译也成为一句非常经典的偈文：“我求见三德，自性为独存。如跛盲人合，由义生世间。”“我”即原人或神我，“见”即“观照”（darśana），“自性”即原质。原人就像无法行动的跛子，它只能作为观察者，原质则是盲目的、缺乏向导的。然而这两者结合所产生的力量，能“由义生世间”，开启现象世界的无穷演化。阿育吠陀也明确了这一思想，认为“德是没有行动力的”，而如果要打破三德的平衡让世界开始运作，那必然需要某种“外力”参与。

那么阿育吠陀中的“Puruṣa”指的是哪一个层面的呢？对于侧重讨论医学实操的《妙闻本集》与注重理论精炼的《八支心要集》来说，几乎很难找到关于“原人”的概念讨论，但从包含哲学思辨较多的《遮罗迦本集》中可以找到一些描述：

> Puruṣa是五大元素与意识的集合体。意识本身也可以称为“Puruṣa”。再从成分的划分来看，它由24个实体组成，包含心识、10个感官、5个感觉对象以及由8个实体组成的原质（未显、大、我慢和五尘）。

这一段是《遮罗迦本集》身体论第一章的15—16节，由此可以明显地判断出阿育吠陀是在讨论人的本质，因此这里所说的“Puruṣa”就是在指生物学意义上的“人”。其中，15节阐明了人大致是六个因素的集合体，即地、水、火、风、空五大元素，再加上意识。而16节则进行了细化，进一步将人分为24个实体。

第16节中有一处令人迷惑的地方：原文将隶属原质的八个实体描述为“未显（avyakta）、大（mahat）、我慢（ahaṃkāra）和五尘（tanmātrās）”。如果按照这样罗列，那么“感觉对象”和“五尘”同样都是指声、触、色、味、嗅，不仅意思重复，五大元素的位置也不见踪影。一些阿育吠陀学者们曾对这个部分进行分析，认为这一段所说的“感觉对象”是指五大元素（粗大的），而组成原质那部分的“五尘”是指五大精微元素。这种理解显然有欠妥当，因为在同章的31节中，《遮罗迦本集》

已经明确了前文的“感觉对象”是指“声等”（五尘），并且在同章的63节也有“空等（五大元素）、大、未显、我慢，这八个原初物质”这样的表述。由此可以判断，至少在这一段叙述中阿育吠陀将五大元素列为八种原质之内，基本近似于《摩诃婆罗多》对数论二十四谛的解释。但也需要注意的是，在阿育吠陀文献中的确有五大和五尘互相替代使用的情况，例如《妙闻本集》（Ⅲ, 1, 7）也有这样的叙述：“未显、大、我慢、五尘和五大，在它们进化的初始阶段构成了八类自然原质。”① 妙闻氏的解释是：“感觉器官是物质现象进化的果，所以感觉对象的本质也是物质的。”（Ⅲ, 1, 14）可见，阿育吠陀似乎并不全盘接受数论派“五唯（五尘）生五大”的观点，反倒认为五尘由五大元素所生，其唯物论倾向甚至更胜于数论派。

2. 高我与个我

然而，如果再继续上升至世界终极本原的层面，阿育吠陀依旧没有脱离印度宗教哲学文化中普遍存在的唯心主义。在《遮罗迦本集》（Ⅳ, 1, 35）中有这样描述的：

> 这至高的未显，是智能、感觉器官、心识和感觉对象的结合。24个实体的集合便是原人（人）。

① 本文所引的《妙闻本集》病因论、身体论、治疗论与毒物论中的内容均来自 Bhishagratna K. *An English Translation of the Sushruta Samhita with A Full and Comprehensive Introduction, Additional Texts, Different Readings, Notes, Comparative Views, Index, Glossary and Plates, Volume II*. Calcutta: Kashi Ghose's Lane, 1911.

在描述“未显”这一概念时,《遮罗迦本集》使用了“para”一词,意指“最高的”“最胜的”。这一节内容重申了人是24个因素的集合体,而背后的“至高”是一种未显现的终极存在。其实在《遮罗迦本集》的总论篇中就早已提及这个终极“最高”:

无始的创造和(自我)意识的延续如果是再由另一个创造者来主导的话,这显然不合逻辑。如果“最高”这一词就意味着“阿特曼”本身,那么这也许才是被认可的创造的因。

再回到身体论部分,《遮罗迦本集》开始描述人类的诞生过程:

从这未显中,觉开始演化,然后我慢出现,又从我慢中依次产生了五大元素,并由此进化和完善了所有的器官。于是人便诞生了,或者说显现了。

从《遮罗迦本集》这三节内容的描述,可以看出阿育吠陀的哲学理论中也同样存在着“高我”的理念,它是至高的、未显的、原初的、创造的因,在概念结构上大致等同于数论派的“原人”。其中,24个实体也是对数论派“二十五谛说”的沿用。阿育吠陀所说的“觉”(buddhi)对应着数论的“大”,“我慢”则直接来自数论。然而,其本质区别就在于阿育吠陀并不像数论派那样认为原人和原质是二元的,只说明它是未显现的,甚至成为原质的一个层面,更接近于《薄伽梵歌》中“高级原质”即“高我”的概念。所以,在阿育吠陀中并没有二十五谛,或者说它只讨论关于人的那二十四谛。

既然“高我”是构成“Puruṣa”的24个实体之一，那么阿育吠陀中的“Puruṣa”仅有两层含义：一层含义指是高我，即“意识本身也可以称为Puruṣa”；另一层含义则直接采用“Puruṣa”最表层的字面意思，即指一个具体的人。阿育吠陀认为，高我是人生命现象的主体，正如《遮罗迦本集》开篇所说：“高我是非变异的（本），是意识的因，是连接心、元素之德和感官的桥梁，是永恒的、观照着一切行为的全知者。”高我也是“阿特曼”本身，是所有“创造的因”，这样才符合其“至高”和“无始”的特性，正如《石氏奥义》（*Kāṭhaka Upaniṣad*，又名《羯陀奥义》）所说的“彼是绝高顶，旅程之尽等”[①]。

可以看到，阿育吠陀的本体论蕴含着浓厚的数论派观点，但没有数论派原人—原质二元论的痕迹，反倒更接近奥义书时期的一元论，与吠檀多学派一样将物质和精神统一于“梵”之中。阿育吠陀认为“高我”创造了一切，又观照着一切的发生，但它并非独存于一切原质之外，而是把自己也融入有情之中，成为原质的一部分。正如《慈氏奥义》（*Maitrāyaṇa Upaniṣad*，又名为《弥勒奥义》）所说的阿特曼也是“元素我”（bhūtāman），它集合了原质作为身体，但自己也成为人的体温、消化等身体机能的一部分，即“彼自分化为五分矣，遂自隐于此崖穴”[②]。因此，我们能够在阿育吠陀的哲学体系中得出“高我

① 徐梵澄译：《五十奥义书（修订本）》，中国社会科学出版社，1995年，第357页。

② 徐梵澄译：《五十奥义书（修订本）》，中国社会科学出版社，1995年，第435页。

=神我=阿特曼=梵=我”这样一个等式，它是古印度诸多哲学流派关于“我”的概念的整合。

在阿育吠陀那里，“高我”在外形上是原人，在内则是精神世界的基础。那么这个“高我”和那个进入受精胚胎中的“jīva”又有什么区别呢？既然阿育吠陀对“我”的理解是非二元的，那么借由吠檀多哲学所提出的“不一不异”的观点，似乎可以找到问题的答案。在《梵经》（*Brahma-sūtra*）中，“jīva”意为“个我”，又被称为“生命我”或“有身我”（śārīra）①。“高我”如果要活动，那就必须先与诸机能相结合之后才是“能作者”（kartṛ）。因此当“高我”具有身体时就成了“个我”，当“个我”对身体或感官进行监视时，便具有了生命的原理。“个我”则是生命独具的，是一切生命的原则，也是行动的主体。“不一”是在说，“高我”是宇宙的创造者和支配者，是无苦无乐的，但这种创灭世界的能力却不被“个我”所具备，“个我”不得不感受果报的苦乐；“不异”则是在说，两者是包含与被包含的关系，“高我”是根源，“个我”是它的派生，它们在本质上是同一的。

“高我”和“个我”的关系就如同大海和水滴一样，水滴远比不过大海的力量，但它仍旧来自大海，是海的一部分。拉达克里希南（S. Radhakrishnan）在其专著《印度哲学》指出，作为纯粹精神的“我”就是吠檀多所认为的“梵”，但当“我”与无明（avidyā）相结合时就是“个我”。商羯罗在《示教千则》中也曾解释，无明就是将A的性质附托（adhyāsa）在B的

① 黄心川：《印度哲学史》，商务印书馆，1989年，第423页。

身上[1]从而形成的一种覆障（āvaraṇa），周而复始的生命轮回（saṃsāra）也就此启动。即便在二元论的数论派那里，同样也认为人的苦难就是源于“我”认为自己就是原质，进而无法达到“独存”。瑜伽派也持有类似的观点，认为神我和原质的结合就是无明的结果。[2]在《遮罗迦本集》的记载中，阿提耶的弟子之一婆罗舍罗也持有着“个我”就是苦乐的经验主体的观点，甚至认为它是疾病产生的根源（因）。

其中似乎存在着一个逻辑关系：“我”如果是无明的，认为原质的性质就是“我”的性质，那么“我”就失去了梵的能力，变成了有局限性的“个我”，不得不参与到轮回的尘世活动中。再结合数论派的观点，生起现象界的“大”（觉）与生起欲望的“我慢”（我执）都具有“德”的束缚[3]，另在《摩诃婆罗多》中也有“三性”（三德）是由“觉”创造和引导的说法，且瑜伽派的帕坦伽利（Patañjali）也指出“我见”（asmitā，等同于“我慢”）就是以无明为基础才产生的[4]。于是，三德的捆绑造成了无明，无明又使得“觉”生出“我慢”，最终导致了“高我”变成了“个我”，即阿育吠陀所说的那个进入受精卵的“jīva”。

这一系列思想的罗织也在《妙闻本集》中有充分体现：

---

① 商羯罗著，孙晶译释：《示教千则》，商务印书馆，2012年，第407—408页。
② 钵颠阇利著，黄宝生译：《瑜伽经》，商务印书馆，2020年，第58页。
③ 《数论颂》第22至23颂认为大和我慢各自都具有萨埵相和答磨相，罗阇则在中间起造作转化的作用。
④ 帕坦伽利著，帕拉伯瓦南达、克里斯托弗·伊舍伍德注，王志成、杨柳译，陈涛校：《瑜伽经》，商务印书馆，2022年，第83—91页。

高我[1]与原质，只有后者是无意识的，且拥有萨埵、罗阇和答磨这三德。原质行使着“种子”的功能，或者说它作为因存在于高我演化的不同阶段之中，逐渐孕育出物质和现象。这些阶段分别是大（觉）、我慢等等。原质无法像高我那样对生活中的苦乐无动于衷。而高我则因没有三德，所以无法独自生起现象，也没有存在于所有事物中的种子属性，只能作为苦与乐的旁观者。

《妙闻本集》指出，“高我”或原质都是永恒的实在。原质是“无意识”，即数论派所说的“客观性”（viṣaya）。原质提供一种类似种子般的质料因功能，三德则是带动质料因演化的动力因，由此发展出“觉”和“我慢”等一系列实体。“高我”区别于其他普通原质的地方就在于“高我”没有三德，而普通原质或者说低级原质是具备三德的。因此，“高我”仅作为纯粹的意识单位存在于“种子”中，它是人间苦乐的被动观者，但不参与体验悲欢离合。至于“觉”和“我慢”这样的实体，与五大元素一样，均不过是原质在三德运作下的不同表达。

3. 内作具

《遮罗迦本集》中也有对“我慢”的解释，即认为“我属于某个种姓，拥有某份财富、某种行为、智慧、品德、学识、名声、年龄、能力或影响力”。“我慢”生成五大元素，同时也生成了“心”（manas），即心识、心意或意根。《遮罗迦本集》认

---

① 《妙闻本集》原文在这里使用的是“原人”一词，但在本节语境中等同于“高我”。

为“心”是具有思维能力的行为管理指挥系统，也是统筹感官进行综合判断的中枢：

> 心被定义为这样一种实体，它既连接着“我”（灵魂）、感官和感觉对象，又分别通过参与或不参与的方式，处理着知识或其他事物的果。精微性和合一性是心的两种性质。思维、分析、推理、观想、决策等是心的接收对象。心的活动包括操控感觉、自制、理性与逻辑。在这之上则是“觉”的管辖范围。感觉对象是由感官和心灵一起同时接收的。随后，心会分析和判断对象的是非曲直，再进一步传达给“觉”，从而产生出决定性的知识来指导语言和行为。

阿育吠陀认为“心”有着近似某种感觉器官的作用，但又与物质性的五大感官不完全相同。它所处理的对象既包括五大感官传达的粗大信息，又兼容对思维逻辑与抽象信息的分析。可以看到，阿育吠陀试图再次规避数论派中有些自我矛盾的“五唯（五尘）生五大”的唯心倾向。在阿育吠陀看来，人认识客观世界的过程就是将五种粗大元素处理成精微元素（五尘）的过程，且这一过程由物质性的身体感官和精神性的“心”协同进行。“心”将它处理过的信息上传给“觉”，“觉”最终让灵魂产生认知，而对世界进行认识或区别又成了“我慢”的因。由此，“觉”“我慢”“心”三者形成了一个小的内部循环。这三者在《数论颂》中也被称为“内作具”（antaḥkaraṇa），是三种具有主观能动的精神性内在行为器官。

阿育吠陀十分强调“心”的内在连接作用，它在人体内好比一个管道般的处理器官，既对信息进行分析，又转送信息，维系着精神与物质的转化。其中也能看到阿育吠陀对正理派和胜论派思想的吸收。《正理经》明确了“意的作用（存在于）身体之中”（《正理经》Ⅲ,2,27）[①]，意只在身体内部活动，是一种内感官。另外,《胜论经》在讨论“意”与“我”的关系时有这样的解释:“在我与根的境接触时，认识的存在与非存在是意（存在）的标志。”（《正理经》Ⅲ,2,1）[②]这里的“意”便是指“心”,“根”（indriya）是指器官,“境”（artha）是指感觉对象。“认识的存在与非存在”则对应了阿育吠陀所说的“参与或不参与”,“心”的参与与否能决定“我”是否可以顺利认识到对象，即论证“心”是肉体器官与“我”之间的联络媒介。

综上所述，可以大致地勾勒出阿育吠陀的创世图景——存在一个至高无始的未显者，它是“阿特曼”，是“高我”；未显者决意要做点什么，这就产生了“觉”,“觉”能生起现象界一切事物，所以又称为“大”；现象界出现后,“觉”便生起了对现象界的认识和异化，这便是“我慢”的诞生；当“觉”与“我慢”生成之时,“高我”已经不能再称为“未显”，因为它具有了德的遮蔽而化为了“个我”；随后,“我慢”依次产生了空、风、火、水、地五大元素；五大元素具有声、触、色、味、嗅的性质，它们组建了人的物质肉体，又分别构成了耳、皮肤、眼、舌、鼻五种感觉器官和口、手、足、生殖与排泄五种行动器官;“我慢”也生成心，由心作为认识在灵魂和肉体之间的传输桥梁。最终，一个由至高未显演化出的人与现象界便这样诞

① 本书中所引《正理经》内容均来自姚卫群编译:《古印度六派哲学经典》，商务印书馆，2003年。
② 姚卫群编译:《古印度六派哲学经典》，商务印书馆，2003年，第15页。

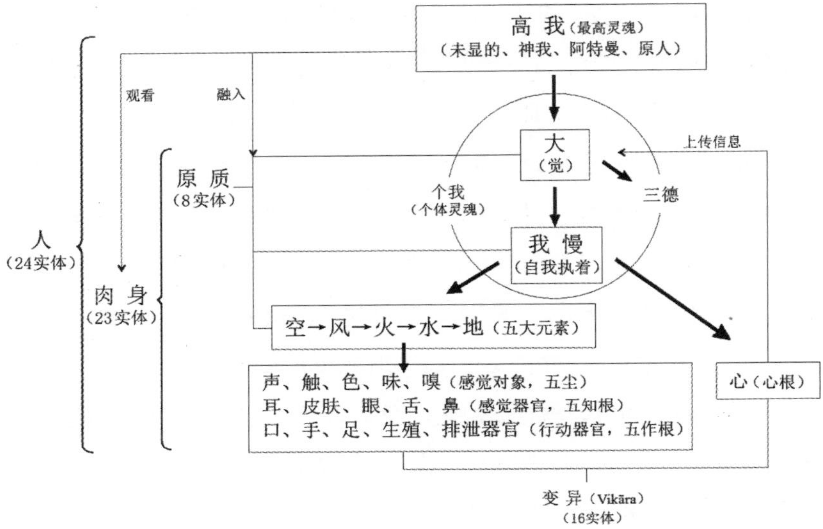

图 2.2 阿育吠陀之人的24个实体

生了，正如《薄伽梵歌》所说的那样："原质是给予他们身体的宇宙之母，而灵或意识则是给予他们生命的宇宙之父。"

阿育吠陀的灵魂观是一个综合了包括数论派、吠檀多派、正理派、胜论派、《摩诃婆罗多》以及诸多奥义书思想在内的产物。其中数论哲学的影响最为明显，尤其是数论所持的"开展说"（Pariṇāma-vāda）的宇宙论框架，但在细节上，阿育吠陀也杂糅着其他经典或学派的思想。首先，数论认为是原质创造了"大"，但阿育吠陀认为"大"是由"未显"（高我）直接生成，与《摩诃婆罗多》所持的宇宙生成论完全一致。其次，数论哲学认为五大元素由五尘所生，阿育吠陀虽认同五尘是一组非常精微的元素，但并没有把它们列在五大元素之前，而认为它们是作为五大元素的性质来显现的，这一观念显然是对胜论派"德句义"

的认同——德不能单独存在而是依附且依止于实体。[1]再者，数论哲学认为“变异”（vikāra）是五大和十一根，而阿育吠陀认为“变异”是五尘和十一根。最后，阿育吠陀所说的“原人”既可以表示高我，也可以表示个体的人，这与奥义书所说的“汝即那”（Tat tvam asi）[2]是同样的。阿育吠陀的高我和原质是非二元的，高我既创造原质又成为原质的一部分，这种吠檀多式的“不一不异”也体现在阿育吠陀的高我与个我的关系上。

尽管现代医学不讨论灵魂的存在问题，但阿育吠陀认为灵魂是一个不容忽视的医学命题，影响着对阿育吠陀各类治疗手段等方法论的认识与理解。

第三节
阿育吠陀的身体观

人既不单指精神性的灵魂，也不单指物质性的躯体，它是意识与物质有机结合的生命体。阿育吠陀在对人进行了定义之后，开始进入更为具体的身体论部分。三大医典都将身体系统独立为一个专题性章节进行了详细讲解，妙闻氏强调：

> 只有详尽地阅读关于人体知识的文献，并充分认识人体的一切内部机制，医者的困惑才会得以消除，也基于此他才有资格与权利去实施治疗之术。（《妙闻本集》Ⅲ, 5, 57）

---

① 月喜疏，何欢欢译释：《胜论经》，商务印书馆，2020年，第88页。
② 黄宝生编译：《奥义书》，商务印书馆，2012年，第194—200页。

关于身体的定义，《遮罗迦本集》身体论第一章第65节有述：

这（集合）除去其中的未显（高我），便可称之为肉身。

在阿育吠陀看来，一个完备的人类个体是由包含高我在内的24个实体构成，但高我只作为这个集合中的知者、享受者，不带有任何的德或属性，除高我之外其余的23个实体集合则被称为“肉身”（kṣetra）。值得注意的是，《遮罗迦本集》在这一段表述中并未用到“śarīra”（身体）这个词，而是使用的“kṣetra”。“kṣetra”在《薄伽梵歌》中被称为“田”，是物质性的低级原质，也是创造世界的质料因。高我作为一种高级原质而存在，是世界显现的动力因。也就是说，阿育吠陀的“肉身”是指除高我之外的具有德束缚的那部分精神与身体的结合。而当阿育吠陀使用“śarīra”一词时，则是指代完全不具备精神属性的那部分物质身体。

《妙闻本集》身体论第五章第2节是这样描述“śarīra”的：

精子（śukra）与卵子（śoṇita）在子宫中结合，又与拥有八个层面的原质以及十六种变异相融，再由阿特曼所驾驭，这便称为胎儿。在胚胎中就存在着意识。风元素（生命气）将其分化为道夏、组织、废物、四肢和器官等等；火元素（受精卵中的潜热）生起这些组织的新陈代谢；水元素让受精卵保持在一种液态环境；地元素使其以相应的物种形态而实体化；而空元素促使胚胎的成长与发展。一个发育完整的胚胎将具有诸如双手、双脚、舌、鼻、耳、臀等以及感觉器官，这便是人的身体（śarīra）。身体由六个主要部分组成，即四肢、躯干以及头部。

《妙闻本集》的这部分内容肯定了人的身体是“五大所成”，这一观点同样也体现在《遮罗迦本集》和《八支心要集》中，再次明确了阿育吠陀将五大元素视为宇宙构建之砖的核心观念——地、水、火、风、空各司其职，生成了物质身体的结构与功能，即完全物理意义上的“身”（śarīra）。而“śarīra”在梵语中另有一层含义是指“会腐烂的东西”，如《胜论经》形容人身是“流转与坏灭”的，《歌者奥义书》也说身体是由死神掌控，所以必然会死亡[1]。阿育吠陀医学的目的便是尽一切努力去了解、关心并维护这个会坏灭、会死亡的身体。

阿育吠陀将身体分为六个主要部分（ṣaḍaṅga），即两个上肢（双手）、两个下肢（双腿）、头颈和躯干（胸部和腹部）（《遮罗迦本集》Ⅳ, 7, 5）。躯干也被称为胸腹区，其中心区域为腹部。这六个部分也进一步被划分为一些子部，比如眼睛是头部的子部，心脏是胸腔的子部。而在这六个身体部分中，分布着七大组织（dhātus）——这也是阿育吠陀身体哲学中第一组重要的概念系统。

1. 七大组织——身体的营养系统

在梵语中，“dhā-”的意思是持有、安置、包含或构建，“dhātus”一词则可理解为“构成要素”。一般习惯将阿育吠陀

① 黄宝生编译:《奥义书》，商务印书馆，2012年，第221页。

中的“dhātus”翻译成“组织”，因为它在阿育吠陀医典中指代一类能将诸器官有序固定、安置并链接在一起的东西。阿育吠陀认为，“组织”不仅是负责身体构造、维持各个器官和系统功能运作的黏合材料，也是物质在人体中依次转化所形成的不同形态，它们在身体发育和养分供给方面发挥着关键的作用。

阿育吠陀将组织归纳为七大种类，分别是血浆（rasa）、血液（rakta）、肌肉（māmsa）、脂肪（meda）、骨（asthi）、髓（majjā）和生殖组织（śukra）[①]。其中，“rasa”在五尘中是指味觉，对应五大元素中的水元素，具有液态属性，在七大组织中指“生命的汁液”，如血浆或血清。在西方医学中血液的概念包含了血浆在内，但在阿育吠陀中需要将二者分开来讨论。与西方医学不同，维桑特·赖德认为，阿育吠陀所说的血液组织是指能让血液呈现红色的红细胞（RBC）[②]，它起到传递能量和输送物质的作用，血浆组织包含了食物消化后的营养成分，为整个人体系统提供养分。脂肪组织包含了现代医学中的脂肪组织、脂肪和油脂等概念，功能是维持所有组织的油润性。骨组织包括了骨骼与软骨，是身体的结构支撑。髓组织包括骨髓、神经组织和结缔组织，由它们填充骨间隙并传导运动和感官冲动。生殖组织则包含所有组织的生殖要素，主要负责人体的生殖机能。

七大组织的排序是有生物学次序的，阿育吠陀以食物被身

① “śukra”的字面意思一般指男性精液，阿育吠陀讨论七大组织时也会用该词一并囊括女性生殖组织（ārtava）。

② Lad Vasant. *Textbook of Ayurveda: Fundamental Principles*. Albuquerque, New Mexico: The Ayurveda Press, 2002, p. 103.

体代谢与转化吸收的过程来归纳整个组织系统的运作方式。每一层组织都存在着相应的消化功能（agni，组织的潜热），这也是七大组织能够承担起人体供养与功能维系的原因。当人体摄入食物后，由胃部的中央消化之火（jāthara agni）来处理，所形成的精华为“营养血浆”（āhāra−rasa）（《遮罗迦本集》Ⅰ，28，4），即“食物的精华”，它包含了各个组织所需要的营养。与《素问·经脉别论》所说的“食气入胃，浊气归心”①的理论相似，阿育吠陀也认为食物带来的营养物质最初会先聚集在心脏之中。据《妙闻本集》总论第十四章的解释，血浆流出后会被肝脏与脾脏中一种色素“rāgam”染成红色并获得热量（tejas），这时血浆就转变成了血液。借助血液的灌溉功能，营养被运输到其他组织层，依次转化为肌肉、脂肪、骨、髓和生殖组织。每级组织都会选择其所需要的营养物质来自我发育和维持基本的生理功能，同时也会生成下一级组织所需要的营养。

归根结底，七大组织也是由五大元素所组成，所以它们的功能运作也受到五大元素平衡性的影响。《遮罗迦本集》身体论第六章第4节有述：

> 身体为意识之所在，是五大元素处于平衡状态下的集合。当身体中的组织状态不平衡时，身体便会受到影响出现疾病或损伤。组织的不平衡意味着它们存在部分或完全的状态增减。

---

① 《素问·经脉别论》中的“浊气”是指浓厚的食物精华。本文所引的《黄帝内经·素问》的原文均来自王洪图、贺娟主编：《黄帝内经素问》（第2版），人民卫生出版社，2014年。

表2.4　七大组织的平衡与健康

七大组织	主导元素	功能	平衡状态	因增加的失衡引发的症状	因衰减的失衡引发的症状
血浆	水	滋养、维护、赋予喜乐	健康、平衡、活力、愉悦、清醒	唾液增多、恶心、呕吐、水肿、冰冷、昏沉	器官干燥、皮肤粗糙、便秘、脱水、倦怠、焦虑、心律快
血液	火	灌溉、运输、供能、赋予气色	体温稳定、血液循环良好、充满动力，体色光泽	发热或发烧、脸色与眼睛发红、高血压	血液循环衰弱、消化吸收不良、皮肤干燥暗沉
肌肉	地	黏合、固定、运动、支持、力量、保护	强壮、矫健、柔韧、自信、勇气	肌肉堆积、体重增加、关节僵硬、身体笨重	肌无力、体重减轻、关节脆弱、疲倦
脂肪	地	润滑、包裹、美化、稳定	体重稳定、身体丰美、关节健康	肥胖、松弛下垂、体味变重、呼吸道衰弱	消瘦、关节作响或发炎、疲倦、空虚感、精神差
骨	风、空	支持、构建、保护	骨骼形态好、牙齿、毛发、指甲健康生长	骨架异常增大、毛发过度生长、牙齿大或数量多余、指甲变形	骨质疏松、指甲脆弱、关节疼痛、牙齿松动、毛发脱落
骨髓	火	填充骨间隙、感知、交流、学习与记忆	沟通力强、感知力好、反应敏锐	反应迟钝、视力疲劳、全身沉重无力、睡眠过量	骨质疏松、精神涣散、沟通不畅、缺乏理解力、焦虑、失眠

续 表

七大组织	主导元素	功能	平衡状态	因增加的失衡引发的症状	因衰减的失衡引发的症状
生殖器	水	生育、释放	精、卵质量好、生殖功能健康、有创造性直觉	性欲过盛、性腺分泌物多、早泄、前列腺或卵巢问题	性冷淡、性交疼痛、阳痿、痛经、少精、无排卵、不孕不育

七大组织担负着身体的发育、协调和维稳的重要角色，因其失调而出现的身体表现与三道夏增减所引发的症状是直接相关的。例如，水元素主导的血浆组织增加会使人出现水肿、冰冷、昏沉等，这同时也是卡法增多的表现；由火元素主导的血液组织增加时，也等同于皮塔过盛，人便会出现体温过热；组织衰减所导致的诸如焦虑、注意力不集中、肌体孱弱、松弛等现象都与瓦塔增加的症状相通。换句话说，组织的紊乱可能是因为道夏异常，反之道夏的异常也会导致组织的紊乱，例如某种道夏过盛时会流溢到组织中，二者互为因果。在敦煌出土的汉文医籍残片ДX18173中提到的“三俱七界说”[①]也讨论了这一问题。

阿育吠陀七大组织的概念是古印度医学对人体的代谢系统与营养供给机制的系统性归纳，这个体系不仅描述了人体对食物的利用过程，同时也是一种病因研究的演绎法。由于“组织

① 温雯婷、张海波、申俊龙等：《以“三俱”为例探讨佛教译著影响下的医籍冷僻用语》，《中国中医基础医学杂志》2020年第26卷第9期，第1274—1276页。

是以先行组织的营养为食粮来保持其常态的”（《遮罗迦本集》Ⅰ, 28, 3），从食物进入身体开始一直到生殖组织形成的最后阶段，对每一层组织的消化能力、质量、结构和功能都是考验。如果某一层组织存在缺陷或受到了干扰，便会逐渐影响到其他的组织层，从而出现失衡而导致人的健康问题。

七大组织在利用食物营养的整个过程中，每一层组织都会形成三种类型的产物。第一种被阿育吠陀称为“sāra”（《遮罗迦本集》Ⅲ, 1, 3），在梵语中的意思是“纯粹的精华”或“本质”，由它形成成熟且稳定的组织本身。其余两种产物则属于转化过程的副产品，其中高等的副产品是“副组织”（upadhātus），次等的副产品则是“废物”（malas）。副组织与七大组织的主要区别就在于，副组织只参与身体的构建和支持，并不再参与生成其他的组织，代表性的“副组织”有皮肤、乳汁、经血等。在阿育吠陀中，废物系统是另一套机能体系。

2. 三大废物——身体的排泄系统

阿育吠陀中的“mala”来自“malina”一词，在梵语中的意思是“污秽”或“低下的”，在现代医学视角下一般翻译为“排泄物”或“废弃物”。然而，单纯地把阿育吠陀的“mala”理解成人体废料是不够全面的，它至少包含了人体中一切宏观与微观的排泄物以及整套排泄过程，是指人的整个排泄系统。其中，最主要的三大“废物”为粪便（purīṣa）、尿液（mūtra）和汗液（sveda）。

与七大组织系统一样，这三种人体废物仍旧由粗大元素的属性所主导：地元素主导粪便，水元素和火元素共同主导尿液和汗液。“废物”既包含所摄入食物中未消化的部分，还带有组织在代谢活动中产生的毒素，诸如未发育的、死亡的组织，无效的道夏能量、有害或无用的物质等。这些“废物”在大部分情况下对人体是有害的，所以原则上定期排出身体中的废物对生命健康有利，但三大“废物”系统应动态平衡，过量的“废物”流失同样也是不健康的。人体代谢出的废料在某种程度上一样在为身体运行提供益处，主要是对器官的生理功能进行维稳。例如，适量的粪便存在于身体中时，可以舒展肠道张力，促进其保持蠕动力与弹性；尿液与汗液中的水、火两元素则能够保证人体器官的充盈、柔软，并维持稳定的体温。因此，阿育吠陀认为人的排泄系统也存在着平衡和失衡之分，如果排泄系统出现紊乱，也会导致不同类型的疾病发生。

表2.5　三大废物失衡的人体表现

三大废物	主导元素	失衡所引发的症状	
		排泄过少	排泄过量
粪便	地元素	刺痛感、肠胃胀气、腹胀、便秘、口臭、沉重感	腹泻、肠道痉挛、虚弱无力
尿液	水元素 火元素	膀胱刺痛、排尿疼痛、组织水肿、口干舌燥、尿液发黄或带血、血压升高	膀胱疼痛、沉重不适、焦躁、不安、体温流失、脱水
汗液	水元素 火元素	皮肤抵抗力差、出现干燥开裂、起皮、呈鳞状、触觉迟钝、毛发减少	体味大、皮肤瘙痒、体温流失、脱水

除了这三大主要“废物”以外，诸如眼睛、耳朵、口腔、鼻腔等身体部分出现的分泌物或污垢等也属于废物系统，同样都遵循平衡性原则：分泌过多，相应的器官就会出现沉重感与不适；分泌过少时，会引发身体相关部分的干涩、疼痛或亏空感。

3. 脉道——身体的网络

既然物质与属性的平衡与否是阿育吠陀观察事物变化的标准，那么就还需要掌握物质或能量进入人体，在体内发生活动、转化与游走，又最终被排出体外这一系列过程的路径形态。在这一问题的描述上，阿育吠陀建立起了一种抽象与具象相结合的庞大“人体线路”理论——脉道系统（srotāmsi）。

《遮罗迦本集》第一次出现关于人体脉道的描述是在总论篇部分：

> 脉道是人体所需物料、废弃物与精华的传输通道。

之后在判断论第五章正式明确了“srotas”的定义：

> 脉道的种类如同肉身中实体的种类一样多。实体的此消彼长均离不开脉道。由此，脉道被定义为组织转化与传输的通道。

Srotas在梵语中的字面意思是“流动”，亦可以引申为“河流”或“流水”等，而在涉及人体讨论时则泛指身体中的能量流动路径或管道结构。早在吠陀时期，古印度就产生了对人体内各种生理通道的认识，在《阿闼婆吠陀》中就有人身“只不过是大大小小的管道”这样的说法。在印度传统医学体系中，表达“通道”或“管道”的词汇包括但不限于“srotas”，还有“dhamanī”①“śirā”“mārga”“nādi”及“patha”等，英语中的“path”（路径）一词最初就来源于“patha”。在《遮罗迦本集》中还能找到另一段描述：

我们称呼其为dhamanī是因为它在搏动，称呼其为srotas是因为它的流动，称呼其为śirā是因为它流动的速度快。

阿育吠陀的研究者们在这些词汇的解释上持有不同的看法，一部分人认为这些词语并非在表述功能不同的管腔，而只是在区别管腔的口径大小，“dhamanī”指的是粗的管道，“śirā”则指那些相对较细的。但如果“dhamanī”是具有搏动、跳动性质的，那它显然更接近于现代医学中动脉的概念。因此，另一派认为，需要按照现代解剖学的理论为其定义进行区分和厘定，比如皮亚瓦特·夏马在为《遮罗迦本集》做译注时就认为“dhamanī”和“śirā”分别是指人的动脉和静脉，维桑特·赖德对此也持同样的看法。但是，如果“śirā”的特征是“流动速度快的”，并不符合现代医学理论中静脉比动脉流速慢的事实。实际上，在阿育吠陀中并未严格区分动脉、静脉，甚至在脉管与筋腱之间也没有特别明确的界限。在《妙闻本集》身体论第九章中就有对这个问题的讨论：

① dhamanī在梵语中有“被充满”之意。

一些人断言，dhamanī和srotas只不过是一种原初śirā的变型，所以不需要在śirā、dhamanī与srotas之间作出任意的区分。但这种观点并不能站得住脚。因为在阿育吠陀之中，三者的特征、发源部位和作用是有所不同的。然而依据权证，它们相互衔接、特性统一、功能近似、形态精密，即便在不同场合呈现一定的多样性，但在运作方式上是一体的。

可以看到，三种表示管道的词汇虽然在《妙闻本集》中确实在指代对象上有区别，但《妙闻本集》也承认可以将它们在宏观层面上视为整体来讨论。再加之现代解剖学已具备充分的科学性，阿育吠陀的脉道理论似乎不再有被进一步细化其具体概念的必要。因此，在当下阿育吠陀的相关论著中已几乎不再刻意去套用西医解剖学概念来解释这些词汇，而大多使用“srotas”一词来囊括整个人体的通道系统。

相较于西方学者所译的“血管”或“通道”，拥有中医文化底蕴的中国人在理解“srotas”的含义时显然更具优势。《黄帝内经·灵枢·本脏》有云：“经脉者，所以行血气而营阴阳，濡筋骨，利关节者也。”“脉”一词被中医理论解释为运输气血、滋养内外器官组织、濡润筋骨与关节的生理调节系统，在纵向含义上均与阿育吠陀“srotas”的概念相得益彰。因此，我国学界普遍将“srotas”汉译为“经络”“经脉”或“脉道”，例如著名翻译家徐梵澄在译注《六问奥义书》（*Praśna Upaniṣad*）时也使用了极具中医色彩的“脉”一词：“心中则阿特曼居焉。是处有百又一脉，脉分百支，支分七万二千小支，周气流于其间。”[1]

这段偈文也反映了阿育吠陀的脉道理论与奥义书思想存在的关联。两者都认为人体内遍布密密麻麻大小不等的脉道，“恰如由莲根岐出的茎叶蔓延于池中”（《妙闻本集》Ⅲ, 3, 32），同时也强调了心脏是这些脉道网络的核心中枢。《六问奥义书》说阿特曼的居所在心脏，阿育吠陀也认为“心是生命意识之所在处”（《遮罗迦本集》Ⅳ, 7, 8）。《遮罗迦本集》总论第三十章专门以“心脏的十大脉道”为篇名，论述了心脏于脉道系统中的重要性：

在心脏上附属着十根重要的脉道。“觉”与“境”都是心脏的同义词。身体的六个支节、智力、感官、感官对象、有德的灵魂（个我）、心与心的对象，都依存于心脏。研究者们把心脏视作这些实体的基石，犹如房屋的中心顶梁，受损则会不省人事，若其剧烈疼痛则人会死亡，因为生命与感知力就位于心脏。心脏也是生命活力素（ojas）与意识的寓所。这就是医者们也称其为“觉”和“境”的原因。以心脏为根，十大脉道将活力素输送到身体各个部分。活力素维持着生命的活动，没有它也就没有生命。它是胚胎原初本体，也由这个本体开始产生营养物质，再进入胚胎的心脏。若被损坏则生命消亡。它是存在于心脏的生命支撑者，是身体营养液中的精华，是生命要素组成物，能生成诸多果实。因此，这些（运载活力素的）脉道也被叫作“承载伟大果实之物”（mahāphalā）。

---

① 徐梵澄译:《五十奥义书（修订本）》，中国社会科学出版社，1995年，第719页。

梵语中的“mahāphalā”一词也有“大萝卜”的含义，与心脏的真实形态非常贴合，并且《遮罗迦本集》中关于重要血管附着在心脏上的描述也与现代解剖学有一定相似。另外《遮罗迦本集》认为脉道系统或身体的统治中枢是心脏。在古希腊，以亚里士多德为代表的一些哲学家也持有同样的观点，即心脏作为身体中心区域，是统摄感觉、运动、营养本原的第一位置。然而，《妙闻本集》却持有不同观点，它主张脉道系统的中枢部位是“脐”（nābhi，胃与肠之间），不仅遍布全身的śirā是植根于脐部，而且有二十四条dhamanī也是从脐部区域发源。作为以外科手术为重心的医经，《妙闻本集》对于脉道系统的细化描述远超《遮罗迦本集》，它也强调不同的脉道在功能方面并无本质上的差别，并且互相配合，组成一个整体。

在现代阿育吠陀论著中，主要以14条脉道系统为重点讨论的对象：

表2.6　阿育吠陀14条脉道系统及其功能分类

脉道系统（Srotāmsi）	名称	主要运载物	分类
1. Prāṇavaha Srotas	呼吸道	生命气（prāṇa）	外界摄入
2. Ambuvaha Srotas（Udakavaha Srotas）	水液道	水分与器官汁液	
3. Annavaha Srotas	食物道	人体对外摄取的食物	

续 表

脉道系统（Srotāmsi）	名 称	主要运载物	分 类
4. Rasavaha Srotas	血浆道	血浆、营养乳糜、淋巴液	七大组织系统
5. Raktavaha Srotas	血液道	血液（红细胞）	
6. Māmsavaha Srotas	肌肉道	构建、滋养肌肉组织的材料	
7. Medavaha Srotas	脂肪道	构建、滋养脂肪组织的材料	
8. Asthivaha Srotas	骨 道	构建、滋养骨骼或软骨组织的材料	
9. Majjāvaha Srotas	髓 道	构建、滋养骨髓和神经组织的材料	
10. Śukravaha Srotas	生殖道	精子或卵子及其营养成分	
11. Purīṣavaha Srotas	粪便道	固体粪便	三大废物系统
12. Mūtravaha Srotas	尿液道	尿液	
13. Svedavaha Srotas	汗液道	汗液	
14. Manovaha Srotas	心意道	思想、心识与精神	精神系统

其中，阿育吠陀认为呼吸道、水液道和食物道是人体三大对外摄取能量与养分的主要通道。值得一提的是，在我国壮族医学理论中也有“气道”“水道”和“谷道”这样一组含义完全

对应的术语。从客观地理条件上看，广西地区位居印度次大陆与我国中原地区之间，历史上也确实是西南地区的出海要道。因此也有学者推断阿育吠陀可能曾通过海路与佛教，传播到了广西地区，从而被壮族医学所吸收。[①]

总体来说，所有脉道在物理形态上是管道结构，主要的功能就是输送。运输的对象包括食物、血浆和血液等组织，以及三道夏、废物与其他生命元素等。阿查里雅·巴克里希纳（Acharya Balkrishna）将阿育吠陀的脉道系统的功能归纳成五个方面[②]：其一，滋养功能，把食物的营养分配给相应的组织，滋养组织并让其可以再生；其二，清洁功能，将组织产生的废物运送到排泄部位清出体外，从而保证身体健康；其三，呼吸功能，维持呼吸功能以支持生命；其四，平衡功能，人体内所有要素的增减或消长都依靠脉道系统；其五，神经中枢功能，负责传递感觉、情绪、欲望等。

将“srotas”汉译为“脉”的另一妙处就在于，阿育吠陀与我国中医理论一样都十分讲求“脉”的畅通与物料的平衡，如《黄帝内经·灵枢·经脉》所说：“经脉者，所以能决死生，处百病，调虚实，不可不通。”阿育吠陀也认为保持脉道的正常流通对于人体来说是一个相当重要的健康原则。如若物质或能量在脉道系统中流动畅通无阻，不同组织器官之间的沟通与联系得以

---

① 王春玲：《其他民族医药文化对壮医形成和发展的影响》，《中国民族医药杂志》2018年第24卷第5期，第1—4页。

② Acharya Balkrishna. *A Practical Approach to the Science of Ayurveda: A Comprehensive Guide for Healthy Living*. Twin Lakes, Wisconsin: Lotus Press, 2015, pp. 65–66.

顺利运行，身体的供给与清洁系统得以有效工作，人便可以保持健康状态。反之，在脉道流动阻塞或受损时，疾病就会发生。

如妙闻氏主张的那样，若从整体上将脉道视为一个完整的物流系统，其中一条脉道出现阻塞，自然会对其他相邻脉道产生不利影响。普通感冒就是一个很好的例子：鼻腔道出现阻塞时会产生病变的道夏（āma doṣa），如果其通过脉道传递到胸腔区域则可能引发咳嗽症状，传递到耳部则可能引发耳痛或耳聋，传递到鼻部则可能引发鼻窦炎，传递到肺部则可能引发支气管炎，传递到肠道时则可能引发痢疾。在中医理论中也有同样的经脉传病论，即《黄帝内经·素问·经脉别论》所说的“喘出于肾，淫气病肺”“喘出于肝，淫气害脾”“喘出于肺，淫气伤心”。

阿育吠陀将脉道系统视为一套串联人体各部位的庞大网络，担负着传导、流通和调配物料或病素的作用。脉道系统能够指示疾病的病位与发展方向，是阿育吠陀疾病诊断、溯源与治疗的依据，能在很大程度上为阿育吠陀医者提供疾病性质和疾病程度的信息。如果身体开始出现病变，那么相应的征兆就会在脉道上有所反映，因此阿育吠陀诊断学中也有与中医类似的脉诊（Nādī Parīkshā）。

4. 末摩——身体的“穴位”

如果说脉道系统与我国传统中医的经络系统存在着异曲同工之处，那阿育吠陀中“末摩”（marma）的概念则对应了中医诊疗法中的“穴位”“气穴”“腧穴”等概念，因此我国学者习惯性地把末摩视为印度医学的“穴位”。

“Marma”一词来源于梵语词根“mru”“marane”，意为隐秘的、脆弱的或致命的，汉译可解释为“骨节”“死穴”“要害”等，其可能来自玄奘所译的佛经《阿毗达摩俱舍论》卷十：“无有别物名为末摩，然于身中有异支节触便致死，是谓末摩。”值得注意的是，在佛教大规模传入我国之前，中原地区文化中早已有了“穴位”的医学术语，但玄奘并没有将末摩译为“穴位”，而是直接采用了音译，可见玄奘十分清楚古印度文化中的末摩和中医所说的穴位是存在一定区别的。

古印度对末摩的认知同样也可追溯到早吠陀时期，据传《梨俱吠陀》第一卷的作者之一投山仙人（Agastya）是末摩学说的创始人，他在《梨俱吠陀》中提及了如何使用咒语或祈祷来保护末摩。于是在后来的副吠陀《他奴罗吠陀》中，末摩的概念被充分利用在了军事与战争用途上，例如指导盔甲和护具的打造，以及通过破坏敌人身上的这些关键部位而让其丧失行动能力，甚至后来逐渐发展出了古代印度武术。其中，末摩斗术（Marma Adi）也被视为印度武术的最高形式，并且这种对末摩的利用现今还体现在印度一些地区的摔跤技巧中。虽然没有充分证据显示末摩的概念传到过日本，但在日本柔道文化中也出现了“急所”“当身”这样相应的术语，所以一些日本学者在研究阿育吠陀时会自然而然地将末摩译为“急所”，例如大地原诚玄的日译版《妙闻本集》。近年也有我国的研究者将阿育吠陀的末摩译为“脉敏”[①]，既结合了该词的读音，又突出了其脆弱性

① 史宇兵、杨洪义、袁瑞华等：《印度传统文化中的脉轮、脉道和脉敏》，《亚太传统医药》2023年第19卷第7期，第1—6页。

或敏感性的特点。

根据阿育吠陀医典的描述，末摩是指人体存在的107个特殊的点区，数量上远少于中医理论的穴位，一般存在于肌肉、脉道、骨骼或关节等结构的交汇处，例如大脚趾、小腿根、踝关节、颈底、关键器官等。在末摩面积的度量上，阿育吠陀与中医使用的“同身寸法”一致，即以手指的幅宽（Anguli）为度量单位。但不同于中医穴位的精确度，阿育吠陀的末摩并不完全集中在一个具体的点位置上，有时也指一小块区域，其面积一般从半指到四指宽不等。也有观点认为，与其把末摩理解成点，不如说成是身体部位的某些地带，例如“阿尼末摩”（Ani Marmas）就指的是膝盖上方三指宽处。其次，中医理论中的穴位大部分均有明确所属的经脉，而在阿育吠陀那里，末摩所附属的对象是人体的特定形态结构，并没有某一末摩隶属于某条脉道的说法。再者，中医的穴位针灸疗法讲求对穴位进行刺激，阿育吠陀更多情况下是将末摩视为身体的脆弱之处而强调对其进行保护，尤其在使用锐器进行治疗时要避开末摩，因为“一旦对末摩造成一定程度的伤害，必然会造成人体的残疾或死亡”（《妙闻本集》Ⅲ, 6, 87-89）。

相较于《遮罗迦本集》，以外科手术技法著称的《妙闻本集》对末摩进行了非常细致的系统化讲解。按《妙闻本集》身体论第六章的内容介绍，人体的107个末摩分布于肌肉、脉道、筋腱（snāyu）、骨、关节（sandhi）这五个结构上，“除了这些部分以外，没有再在身体其他位置发现末摩”。基于末摩所附着的这五个身体结构，《妙闻本集》将末摩分为五大类：肌肉末摩11个、脉道末摩41个、筋腱末摩27个、骨末摩8个、关节末摩20个。随后又进行二级细化分类，按身体区域再次将末摩分为四肢末摩44个（上肢22个、下肢22个）、胸腹末摩12个、背末摩14个以及头颈（Urddhva-Jatru，锁骨之上）末摩37个。最后，又按受损后果的严重程度分为五类：即时致死性（Sadya-Prānahara）末摩19个、慢性致死性（Kālāntara-Prānahara）末摩33个、去异致死性（Viśalyaghna，意为拔除嵌入的异物后发生死亡）末摩3个、致残性（Vaikalyakara）末摩44个以及致痛性（Rujākara）末摩8个。

表2.7　阿育吠陀的末摩分布及其受损影响

末 摩	数量	身体位置	隶属区域	隶属结构	受损后果
Adhipati	1	头顶	关节	头颈37个	即时致死
Sthapani	1	眉心	脉道		去异致死
Śringātaka	4	软腭	脉道		即时致死
Simanta	5	颅骨关节	关节		慢性致死（因精神错乱）
Utkṣhepa	2	太阳穴上方	筋腱		去异致死
Śankha	2	太阳穴	骨		即时致死
Āvarta	2	眉弓凹陷处	关节		致残性，视觉障碍
Apāñga	2	外眦、外眼角	脉道		致残性，视觉障碍
Phana	2	鼻孔两侧	脉道		致残性，嗅觉障碍
Vidhura	2	耳背下方	筋腱		致残性，听觉障碍

续 表

末 摩	数量	身体位置	隶属区域	隶属结构	受损后果
Krikātikā	2	头颈连接处	关节		致残性，头部震颤
Manyā & Nilā	4	气管两侧	脉道		致残性，失声、声音沙哑、味觉丧失
Śirā–Mātrika	8	脖颈两侧	脉道		即时致死
Apastambha	2	锁骨	脉道	胸腹12个	慢性致死（因瓦塔错乱，咳嗽、呼吸困难）
Hṛidaya	1	胸腔双乳中间	脉道		即时致死
Stana–Rohita	2	乳头上方两指宽	肌肉		慢性致死（因胸腔充血、咳嗽、呼吸困难）
Stana–Mula	2	乳根（乳房下方两指宽）	脉道		慢性致死（因胸腔充满黏液，咳嗽，呼吸困难）
Apalāpa	2	腋下与肋上位置	脉道		慢性致死（因血液化脓）
Nābhi	1	胃与肠中间	脉道		即时致死
Basti/Vasti	1	膀胱	筋腱		即时致死
Guda	1	肛门	肌肉		即时致死
Ansa	2	肩窝	筋腱	背14个	致残性，上肢麻痹
Ansa–phalaka	2	脊柱两侧与肩胛相连处	骨		致残性，上肢麻痹或萎缩
Brihati/Vrihati	2	乳房根部向后，脊柱两侧	脉道		慢性致死（因大出血引发其他并发症）

续 表

末 摩	数量	身体位置	隶属区域	隶属结构	受损后果
Pārśva-Sandhi	2	侧腰，臀与肋骨中间	脉道		慢性致死（因腹部溢血）
Nitamva	2	骨盆上方，腰肌内侧	骨		慢性致死（因下肢萎缩、衰弱）
Kukundara	2	脊柱两侧，腰部略下	关节		致残性，下肢麻痹或瘫痪
Katīka-taruna	2	骶髂	骨		慢性致死（因失血而形容枯槁苍白）
Vitapa	2	鼠蹊与阴囊根部间	筋腱	四肢44个	致残性，阳痿、少精
Kakṣhadhara	2	腋窝关节部	筋腱		致残性，半身不遂
Lohitākṣha	4	鼠蹊	脉道		致残性，失血而半身不遂
Urvi	4	大腿及大臂中心	脉道		致残性，失血而四肢萎缩
Ani	4	膝上三指处	筋腱		致残性，下肢肿胀、麻痹
Jānu	2	膝盖	关节		致残性，跛脚
Kurpara	2	手肘	关节		致残性，手部痉挛
Indrabasti/Indravasti	4	小腿肚或小臂中心	肌肉		慢性死亡（因大出血）
Gulpha	2	踝关节	关节		致痛性，足麻痹或坡足
Manivandha	2	腕关节	关节		致痛性，钝麻

续 表

末 摩	数量	身体位置	隶属区域	隶属结构	受损后果
Kurchcha-Śirah	4	踝关节或腕关节下方	筋腱		致痛性，肿胀
Tala-Hṛidaya	4	脚掌或手掌中心	肌肉		慢性致死（因剧痛）
Kurchcha	4	Kṣhipra上方两指宽的内侧	筋腱		致残性，脚或手震颤、弯曲
Kṣhipra	4	四肢拇指与食指的中间区域	筋腱		慢性致死（因抽搐、痉挛）

在《八支心要集》中也同样使用了一个独立章节的内容来讲解末摩系统。虽然其大部分内容是在对《妙闻本集》的原文进行复述，但以《八支心要集》讲究精炼与实用的编撰立场来看，瓦跋塔肯定了末摩理论对于阿育吠陀医者在日常实践中的不容忽视的重要性："它们是肌肉、骨、筋腱、脉道和关节的交汇处，任何对末摩的侵害都可能威胁到生命。"

末摩系统的建立对于阿育吠陀的意义主要有以下几点：首先，它与脉道系统一样，是对人类肉体形态学与生理学的经验性勾勒，反映出古印度医者对人体结构与功能的理解；其次，它帮助阿育吠陀提高对疾病的精确性分析，加深医者对疾病原理的总结，因为某些疾病的症状会首先表现在末摩区域[①]；再者，

① 史宇兵、杨洪义、袁瑞华等：《印度传统文化中的脉轮、脉道和脉敏》，《亚太传统医药》2023年第19卷第7期，第1—6页。

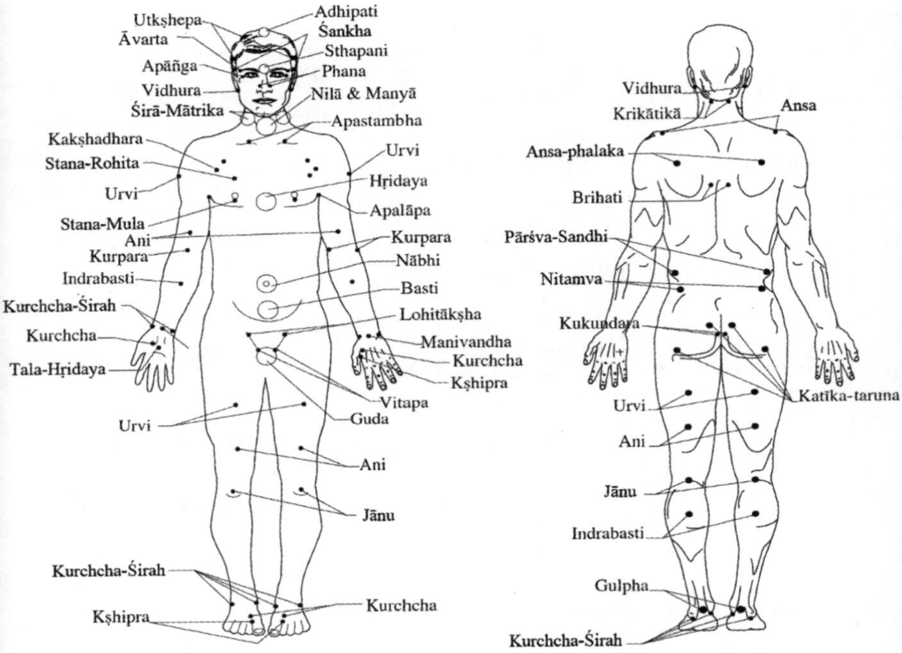

图 2.3　阿育吠陀的末摩分布示意图[①]

它指导医者选取合适的疾病治疗手段。例如，在使用精油按摩（Abhyañga）到末摩部位时要求动作务必要轻柔；在使用包括针在内的锐物进行治疗时，末摩系统就成为一项雷区警示一般的存在，以提醒医者在治疗手段上随时考虑到对末摩的影响，谨防对病人造成伤害——这也使得末摩与中医的穴位在概念上完全区别开来。

① Swami Sadashiva Tirtha. *The Āyurveda Encyclopedia*. Bayville, New York: Ayurveda Holistic Center Press, 2005, p. 217.

纵观阿育吠陀所建立起的身体哲学概念，不论在组织系统、废物系统、脉道系统还是末摩系统中都能找到诸多有关生理学、病理学的描述，在一定程度上与现代医学存在着契合。但需要注意的是，不能一味地套用现代医学的术语去理解这些系统，因为这些系统是古代有限的解剖水平与阿育吠陀医者经验性总结下的产物，更像是一系列"虚幻组织的奇妙罗列"[1]。但也正因如此，这些被阿育吠陀所设立的医学概念模型中饱含着如此多的文化价值。在它们所描绘的人体蓝图中，我们得以充分地观察到古印度医者将客观具象与理念投射进行融合的整个思辨过程。

① 廖育群:《印度医学的"脉"与"穴"》,《中国科技史料》2001年第2期，第57—72页。

第三章

阿育吠陀的疾病观

在阿育吠陀中表示“健康的”一词是“svastha”，在梵语中由“自我”（sva）与“存立的”（stha）两部分组成[①]，在佛经中称之为“自在”或“不狂乱”。不过对于以世俗生命利益为重的阿育吠陀来说，这里的“自我”既不同于弗洛伊德所说的“自我”，也不是高高在上的“阿特曼”或佛教中的“自性”，反倒更接近于佛教的“我见”，即一种异化自身区别于其他事物的个体身份认同。如果“我见”所认为的那个肉体与那个心灵得以无障碍、不狂乱地存立，这种自在状态便被阿育吠陀称为“健康”，《遮罗迦本集》（Ⅰ, 9, 4）对此概括道：“健康即是幸福，紊乱则是不幸。”

《妙闻本集》总论第十五章第38节也对“健康”作出了明确定义：

> 一个人如果拥有平衡的道夏、平衡的消化功能、数量得当的组织与废物，各项生理过程运转良好，心灵自在愉悦，就可以被称为健康的人。[②]

---

① Svoboda Robert. *Prakriti: Your Ayurvedic Constitution*. Twin Lakes, Wisconsin: Lotus Press, 1988, pp. 5–6.

② Bhishagratna K. *An English Translation of the Sushruta Samhita Based on Original Sanskrit Text, Volume I*. Calcutta: Kashi Ghose's Lane, 1907, p. 140.

阿育吠陀认为，真正意义上的健康不仅仅意味着身体没有病痛，而且是同时拥有功能齐全的感官、清晰的思维与精神，并且意识处于幸福愉悦的状态。换句话说，它所定义的健康是至少包括了生理健康、心理健康和精神健康三个层面。从这一点上看，阿育吠陀在医学维度上领先于建立之初的西方医学。基于此，阿育吠陀对疾病的解释也同样建立在将人视为身、心、灵三个维度的有机体的前提下，而健康的准则便是使这个有机体的各项范畴趋向于平衡（sama）。

在中医理论中也有着同样的平衡观，如《素问·生气通天论》说："凡阴阳之要，阳密乃固，两者不和，若春无秋，若冬无夏，因而之和，是谓圣度。"与阴阳二元论不同的是，阿育吠陀需要协调个体中瓦塔—皮塔—卡法三者的动态平衡关系，它们主导着人的消化系统、排泄系统、心智系统以及其他与疾病相关的实体。基于此，想要了解阿育吠陀如何认识疾病，首先就需要了解它是如何认识三道夏在各个范畴内的互动规律，以及互动所带来的现象与变异。

第一节
个体因素范畴：体质的判定

如前所述，阿育吠陀的道夏体质论是其行使医学手段的根本原则，瓦塔、皮塔和卡法这三种道夏在人体中的配比关系，决定了阿育吠陀对疾病的认识与诊疗。在《妙闻本集》身体论第四章第57节有述：

根据三道夏的变化状态，人的体质可以有七种不同类型，一种道夏可以独立形成单一体质，也可以是两种或三种的组合。

先天体质不仅由双亲的基因决定，还取决于母亲在孕期的饮食、行为习惯与子宫环境等。当婴儿出生启动第一次呼吸时，出生时节、地点、星象等条件也会二次影响道夏比例，此时先天体质便得以定型。根据个体中三种道夏配比组合的不同情况，阿育吠陀列出了七种类型的体质：

a. 瓦塔体质（Vāta prakṛti）；

b. 皮塔体质（Pitta prakṛti）；

c. 卡法体质（Kapha prakṛti）；

d. 瓦塔—皮塔体质（Vāta-Pitta prakṛti）；

e. 皮塔—卡法体质（Pitta-Kapha prakṛti）；

f. 瓦塔—卡法体质（Vāta-Kapha prakṛti）；

g. 均衡体质（Sama prakṛti）。

前三种体质是分别由三种单一道夏主导的类型，已在前一章中进行了具体介绍，后面四种属于三种基础道夏的组合衍生类型。阿育吠陀认为，由一种或两种道夏作主导的体质类型比较常见，而很少有三道夏处于完全均衡状态的人。

在阿育吠陀看来，个体所拥有的先天道夏比例是标志个人健康的标准模板。如果按照西方医学的既定模式，定义人的生命状态是否正常基本依赖于对数据样本的归纳，一个人的各项生物指标需要符合具有统计学意义的常态分布才能称之为健康。与之不同，阿育吠陀拒绝采用绝对统一的标准去衡量健康，其对个体体质特殊性的反复强调意味着健康的标准不具有普遍通用性，即每个人都拥有各自独一无二的健康范式。有学者也指出，现代医学中的过敏反应、特异性反应的概念正是这种个体体质论的科学性表述。[①] 古希腊医学家希波克拉底也曾指出体质论在医学中的重要性："了解什么样的人得了病，比了解一个人得了什么样的病更为重要。"[②]

阿育吠陀的体质论思想是去客体化的，拥有东方典型的超越客观与主观之别的哲学视角。对个体特殊性的强调并非与"梵我一如"整体观相违背，反而是整体观的又一次体现——个体的特殊性是宇宙的一种局部表达，属于整体中的层面之一，而个体想要获得趋近完整的生命状态就需要与其他个体、社会和自然产生交互，从而达成系统平衡。因此，阿育吠陀认为，存在诸多健康问题的根本原因是个体在与外界进行能量互动时选择了错误的方式，比如不恰当的饮食、生活习惯或生活环境，另外也受到时间（年龄）、情绪、精神、体育锻炼等因素的影响。

先天体质基于这些因素的干涉而出现的变化被阿育吠陀称为"变异"（vikṛti）（《遮罗迦本集》Ⅴ, 1, 6），在数论哲学中即声、触、色、味、嗅这五尘的派生物。阿育吠陀沿用"变异"一词有两层含义，其一是指"变异"是个体通过感觉接触外界对象后所出现的产物，其二则指这类产物并非原质，而是原质所生起的异变。同样，阿育吠陀将"变异"作为一种描述人体亚健康状态或机能失调的医学术语来使用（《遮罗迦本集》Ⅲ,

---

① Sharma P V. *Caraka Saṃhitā: Text with English Translation*. Varanasi: Chaukhambha Orientalia, 1981, p. xxix.

② 顾晓园：《对不治之症的思考》，《南京医科大学学报》（社会科学版）2002年第4期，第261—262页。

8, 101），它代表由后天因素造成的一系列无声的、缓慢的、潜在的失衡——道夏比例偏离于先天体质的既定范围。在阿育吠陀看来，“变异”是疾病的起因，为疾病的显现创造了潜在空间。由于这个概念在阿育吠陀医典中常用在关于病患体质诊断的讨论中，可以将其表述为人的“后天体质”。

阿育吠陀的诊断学就建立在先天体质与后天体质的关系范式之上。如果当前的生活方式使后天体质与先天道夏比例相匹配，身体就呈现出非常健康的状态。反之，后天体质与先天体质越相背离，变异则越严重，人的健康状况就越差。因此，对病患的体质的准确评估是阿育吠陀疾病诊断的首要依据，也是其后制定医疗手段的必要的前提。

通常阿育吠陀医者会以体质评估表的形式，对个体的三种道夏比例进行量化，然后得出表现最为强烈的主导道夏。评估内容包含对象的体貌特征、饮食习惯、消化排泄、行为活动、精神情绪、睡眠质量等事项，详见表3.1：

表3.1　阿育吠陀VPK体质测评表

评估事项	VPK	瓦塔	皮塔	卡法
体型	□□□	苗条	中等	宽大
体重	□□□	较轻	中等	偏重
下巴	□□□	单薄、有棱角	尖细	丰满、圆钝
面颊	□□□	皱纹、凹陷	光滑、平坦	圆润、肉感
眼	□□□	眼小、凹陷、干、色深、眼神紧张、多动	锐利、明亮、颜色发灰绿或红黄、对光敏感	眼大且美、发蓝色、眼神镇静、有爱意

续 表

评估事项	VPK	瓦塔	皮塔	卡法
鼻	□□□	形状不规则、歪斜	尖长、鼻头发红	短、圆、扁
唇	□□□	干裂、暗沉	发红或偏黄、时有炎症	光滑、油润、苍白无色
牙齿	□□□	牙凸、宽大、牙龈薄	牙型中等，牙龈柔软	牙白且健康、牙龈发达
皮肤	□□□	单薄、干燥、冰冷、粗糙、暗沉	光滑、油性、温暖、红润	厚、油性、冰凉、苍白
头发	□□□	干、毛躁、色深、易折损、稀疏	直、油性、色浅、易发灰、红色、脱发	发粗、卷曲、油性、茂盛
指甲	□□□	干、粗糙、易碎裂	尖锐、柔韧、粉红色、有光泽	厚、油性、光滑、圆润
脖颈	□□□	细而长	中等	粗厚、有颈纹
胸部	□□□	平坦或凹陷	中等	开阔、圆润
腹部	□□□	单薄、平坦或凹陷	中等	腹大、肚圆
肚脐	□□□	小、不规则、突出	椭圆、浅	大、深、圆、拉伸状
臀部	□□□	纤细、单薄	中等	厚重、宽大
关节	□□□	有冰凉感、活动有响声	中等	大、润滑
食欲	□□□	不规律、量少	量大，易饥饿	进食慢且平稳
消化	□□□	不规律、伴有气体	快速，灼烧感	慢速，伴有黏液

续 表

评估事项	VPK	瓦塔	皮塔	卡法
味觉偏好	□□□	甜、酸、咸	甜、苦、涩	苦、辣、涩
口渴度	□□□	不稳定的	过盛	极少
排泄物	□□□	便秘	松散不成型	粗、油、排泄慢
身体行动	□□□	极度活跃	中等	缓慢
精神活动	□□□	极度活跃	中等	迟钝、缓慢
情绪	□□□	不安、恐慌、犹豫	易怒、仇恨、嫉妒	沉静、贪婪、依赖感
意志	□□□	易变	偏激	坚定
思维	□□□	反应迅速但易错	精准	慢但严谨
记忆力	□□□	短期记忆强，易遗忘	较清晰	记忆慢但牢固
梦境	□□□	活跃、短暂但多梦、常梦魇	暴躁的、战争、暴力	湖泊、白雪、浪漫的
睡眠质量	□□□	睡眠少、易醒、失眠	少但质量不错	深层、睡眠多
语言表现	□□□	语速快、不清晰	尖锐、有穿透力	语速慢、语调单一
经济状况	□□□	穷困，花费在琐事上	喜购买奢侈品	富足，善于储蓄财富
总计				

该表是维桑特·赖德在其论著《阿育吠陀：全面临床评估指南》[1]中所展示的一份相当具有代表性的阿育吠陀体质测评问卷。在现代阿育吠陀诊疗中，医者以字母V、P、K来表示三道夏。举例来说，如果一个人的评估结果显示其50%的得分来自V选项，则初步判断其为瓦塔体质。但还可能出现的情况是，其余的皮塔和卡法比例也存在明显的悬殊，这种情况下就还需要对体质分类进一步细化，因此又加入了1—3的数字等级表示道夏的比重。

表3.2　阿育吠陀的七种基础体质与现代标注法

体质类型	梵语名称	体质评估标注
瓦塔体质	Vāta prakṛti	$V_3P_1K_1$、$V_3P_1K_2$、$V_3P_2K_1$
皮塔体质	Pitta prakṛti	$V_1P_3K_1$、$V_1P_3K_2$、$V_2P_3K_1$
卡法体质	Kapha prakṛti	$V_1P_1K_3$、$V_1P_2K_3$、$V_2P_1K_3$
瓦塔－皮塔体质	Vāta-Pitta prakṛti	$V_3P_3K_1$
皮塔－卡法体质	Pitta-Kapha prakṛti	$V_1P_3K_3$
瓦塔－卡法体质	Vāta-Kapha prakṛti	$V_3P_1K_3$
均衡体质	Sama prakṛti	$V_3P_3K_3$

从阿育吠陀所列出的体质评估事项中可知，医者对体质的判断需要基于以下几个方面：首先，基于对患者体征的直接观察，类似于中医四诊法中的“望”，所谓“视而可见”。其次，基于对患者的语言、语调、声色的观察，即是“闻”，所谓“听

① Lad Vasant. *Textbook of Ayurveda: A Complete Guide to Clinical Assessment*. Albuquerque, New Mexico: The Ayurveda Press, 2007, p. 339.

声音而知所苦”。再者，未能直接观察的事项需要通过对患者进行询问（jijñāsā）（《遮罗迦本集》Ⅲ, 8, 46），相当于四诊法中的“问”，所谓“令言而可知”。另外，中医四诊法中的“切”，也就是脉诊，同样在阿育吠陀临床“八诊法”（Ashtavidhā Parīkshā）[1]中有所体现。阿育吠陀的脉诊所采用的操作方法也与中医类似，以诊察手腕桡侧脉搏状态为主，但诊断依据仍然围绕着三道夏理论。

第二节
疾病的认识与分类

1. 疾病的定义

《妙闻本集》在总论开篇部分就提出了疾病的概念：“人是任何一种疾病的容器，一切可被证明是带来折磨和痛苦的东西都被命名为疾病。”基于人的生命拥有着身体、心识与灵魂三个维度，阿育吠陀认为疾病便是那些能对这三个维度产生负面影响的事件集合。

《遮罗迦本集》在病因论第一章第5节中指出，阿育吠陀用以表示疾病的词汇有诸多种，如vyādhi、roga、āmaya、ātanka、yakṣmā、jwara或vikāra等。在阿提耶学派看来，这些词汇均可表示疾病，但具体所指的病种略有不同。具体来说，“vyādhi”

① 阿育吠陀八种常见临床诊断方法包括脉诊（Nādī Parīkshā）、尿诊（Mūtra Parīkshā）、便诊（Purīṣa Parīkshā）、舌诊（Jihva Parīkshā）、声诊（Śabda Parīkshā）、触诊（Sparśa Parīkshā）、眼诊（Drig Parīkshā）、形诊（Ākruti Parīkshā）。

表示杀害、击打、破坏，指能伤害和摧毁组织和器官的疾病；“roga”表示力量的紊乱，指会带来痛苦或不幸的疾病；“āmaya”主要基于消化系统层面，与疾病和消化不良产生的病素（āma）有关；“tanka”意思是压力、痛苦与恐惧，因此“ātanka”代表一种对人身心灵的压迫；“yakṣmā”字面意思特指肺结核，也可表示疾病对人体的消耗力量；“jwara”常用于描述疾病所带来的发热、发烧；“vikāra”则意味着疾病对人的外形或器官带来的扭曲和形变。此外，阿育吠陀有时还会使用“pāpma”（罪孽、过失）一词指代疾病，即一个人并未遵循健康生活方式，在行为上、思想上或精神上与宇宙规律相违背，这种违背同样是一种病。这些不同的用词在根本含义上是统一的，区别只在于它们在描述疾病或病因的不同维度。而不论疾病有几重定义，它始终需要归结到三道夏的变化上来，即《遮罗迦本集》（Ⅲ, 6, 4）所说的“道夏即疾病”。

阿育吠陀“三小医典”之一的《摩陀婆病理经》给出的疾病定义则更为具体：“疾病是道夏和腐浊的联合。”[①]其中，“腐浊”（dūṣyas）是指七大组织在代谢过程中的产物或副产物，如果它们正好遇到过盛的道夏，则会被这些多余的道夏所污染，导致疾病产生。这里的“联合”（sammūrcchana）也带有深层含义，“sam”表示“结合”，但这种结合不是指单纯的物质相加，而是在描述道夏与腐浊之间的一种微妙融合。“mūrcha”表示“无意识的”“盲目的”，是指这种不当的“联合”会影响组织原

① Lad Vasant. *Textbook of Ayurveda: A Complete Guide to Clinical Assessment*. Albuquerque, New Mexico: The Ayurveda Press, 2007, p. 45.

有的“觉”（秩序）和“识”（功能）。

简而言之，疾病的本质是多余的道夏入侵了组织与器官，又因某种原因未被及时排出或消解，从而导致人体平衡性、机能或结构的改变。于是，《妙闻本集》用一句诗颂总结了阿育吠陀对疾病的理解：

> 被激化的道夏肆意穿梭于人体，在它们被禁锢之地生起疾病。①

2. 根据病因分类

阿育吠陀对疾病的分类方式是多样化的，而其中根据病因来源对疾病进行分类的方式在临床上运用得最为频繁。

在《遮罗迦本集》中，往往先把疾病按病因来源分为外源性疾病与内源性疾病，而内源性疾病又按照其病因所涉及的道夏来继续细分。以《遮罗迦本集》总论第十八章为例，在这章中阿育吠陀把肿胀这一疾病按照病因来源分成八类：由外力、损伤、创口、高温、外物过敏等引发的肿胀为外源性肿胀，此为一类。内源性肿胀则根据三道夏的组合再进行细分，由单一道夏紊乱引发的肿胀有三类，由两种道夏紊乱引发的肿胀有三类，最后一类是由三种道夏共同引发的肿胀。

这种归类视角在《妙闻本集》中有更为系统化、精细化的体现。妙闻氏在总论开篇第一章便指明：“有四种不同类型的疾

① Bhishagratna K. *An English Translation of the Sushruta Samhita Based on Original Sanskrit Text, Volume I.* Calcutta: Kashi Ghose's Lane, 1907, p. 235.

病——创伤性或外源性疾病（Āgantuka）、内源性疾病（Śārīra）、精神性疾病（Mānasa）和自然性疾病（Svābhāvika）。”而到了名为“疾病之说明”的总论第二十四章时，这种分类方式又有了进一步转换：精神性疾病被融进内源性疾病中，且外源性、内源性和自然性疾病这三种分类与数论哲学所说的“三苦”直接对应了起来，即“依外苦”（Ādhibhautika）、“依内苦”（Ādhyātmika）和“依天苦”（Ādhidaivika）。《妙闻本集》将这三种苦进一步细分为七大类疾病，并对此作出了详细说明。根据其原文内容，可整理为如下图示：

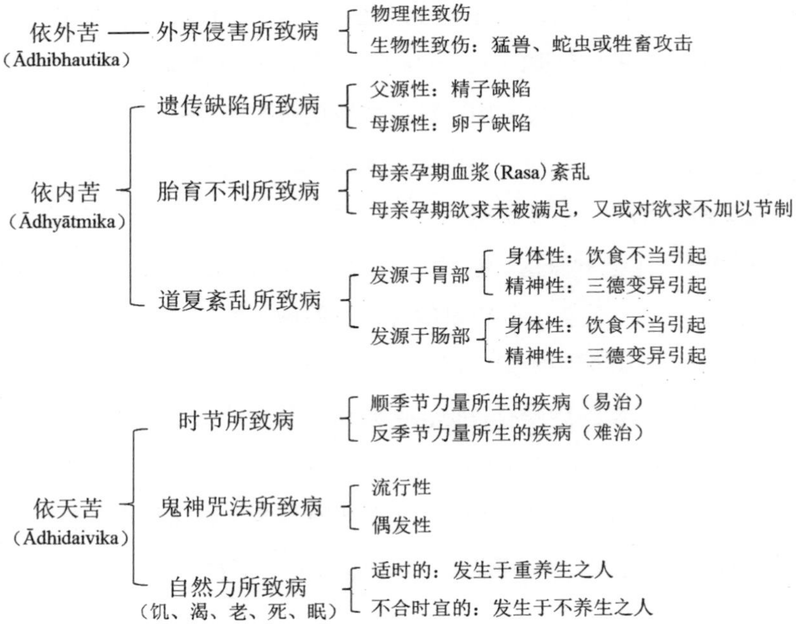

图 3.1 《妙闻本集》的疾病种类划分

3. 根据疾病显现部位分类

按照阿育吠陀的理论，人体中一切变化无穷的生理现象均基于瓦塔—皮塔—卡法三种道夏在七大组织中的运转。疾病也是生理现象之一，它的显现同样可以追溯到具体的某一个组织体系。基于此，《妙闻本集》（Ⅰ, 24）还提供了另一种根据疾病在七大组织中的显现部位的疾病分类法，并列举出了具体的病症：

诸如厌食、食欲不振、消化不良、风湿、发热、反胃、不进食但有饱腹感、四肢倦怠、心脏病、黄疸、肠管闭塞（mārgo-parodha）、身形消瘦、口臭、乏力，过早出现皱纹、白发或脱发等衰老表现等，为血浆组织紊乱之疾病。

诸如皮肤病、丹毒、脓疱、神经性皮炎（maśaka）、痣、胎记、黄褐斑、雀斑、秃头、脾脏肿大、脓肿、腹部肿块、麻风病、痔疾、瘤肿、风湿、月经过多、咯血等，为血液组织紊乱之疾病。

诸如肛门化脓、口腔化脓、生殖器化脓、牙龈肿大、瘤肿、痔疾、舌肿大、角膜周围肿、腮腺肿大、扁桃体肿大、上颚肿大、肌肉肿大、口唇肿大、甲状腺肿大等，为肌肉组织紊乱之疾病。

诸如结节肿大、阴囊肿大、甲状腺肿大、瘤肿、脂肪性口唇肿大、糖尿病、肥胖症、多汗症等，为脂肪组织紊乱之疾病。

诸如骨质增生、赘齿、骨骼疼痛、甲藓等，为骨组织紊乱之疾病。

诸如视力模糊、癫痫、眩晕、结膜炎、关节中生根部（Parvasthānam）出现粗大之疡、大腿和膝关节有沉重感等，为髓组织紊乱之疾病。

诸如阳痿、性厌恶、精结石、漏精以及其他与精液有关的不适，为生殖组织紊乱之疾病。诸如皮肤的不适、便秘或排便过度等，为排泄系统紊乱之疾病。感觉器官的正常工作被妨碍或失常，为感觉器官紊乱之疾病。

4. 根据疾病预后分类

在《遮罗迦本集》总论第五章中，阿提耶学派就疾病的治愈率作出讨论，认为疾病分可治愈疾病与不可治愈疾病两种。其中，可治愈的疾病又分为易治型与难治型，不可治愈的疾病则分为可控型与不治型。这种对疾病的预后分类在《妙闻本集》总论第二十三章中得到了进一步的阐述，从而形成了另一种疾病分类方法。

阿育吠陀要求医者在做疾病预后时充分认识疾病严重程度，评估该疾病所涉及的道夏、组织、脉道和器官，再结合考虑病程长短、病人年龄、身体承受力以及相关并发症等因素。基于这些条件，阿育吠陀将疾病按照预后结果分为如下四种：

a. 易治型（Sādhya）。病因、前驱症状和现有症状都比较简单；组织所累积的腐浊与多余的道夏在属性上不一致，同时也不是病人体质中的主导道夏；疾病出现时间不长，也还未出现其他并发症；病程的发展只涉及一个道夏；病人的身体有条件承受一切可能的治疗手段。

b. 难治型（Kashtāsādhya）。病因复杂程度、前驱症状和现有症状严重程度适中；组织所累积的腐浊影响到了体质的主导道夏；病患是孕妇、老人或幼儿；疾病并非近期出现，而是已经存在一定时间了；患处位于末摩这样的敏感部位；病程的发展涉及了两个道夏；并发症不算特别多；病人身体有条件承受外科手段的治疗。

c. 可控型（Yāpya）。由两种道夏的病变所引发；病程持续已久，较为根深蒂固；涉及多个部位，还影响到了末摩或重要关节。阿育吠陀认为这类疾病无法根治，虽并不会直接危及生命，但患者需要在日常生活中严格遵循医嘱，因为一旦出现轻微的差池就容易加重病情。因此，这类疾病被阿育吠陀视为"可控的"（《八支心要集》Ⅰ, 1, 30）。

d. 不治之症（Asādhya）。涉及三种道夏；患者已经陷入意识混乱；感觉器官的功能丧失；身体虚弱，以至于无法接受任何手段的治疗。

除了以上三种较为广泛的疾病分类法之外，阿育吠陀医典中还有以疾病缓急程度、疾病深浅程度、病程发展阶段或以并发症为依据等的疾病分类视角，它们均在不同病征下发挥其相应作用。

对疾病的分类也就意味着对疾病进行认识。如果以当今医学理论来看，阿育吠陀的疾病分类法的确存在着诸多不合理之处，例如将人被雷击这一偶发的自然现象归因于超自然的鬼神之力，抑或将人的先天性残疾完全归因于母亲妊娠期的行为[①]等。但从认识论价值上看，这些分类法在医学逻辑上已经做出了从经验性到科学性的跨越尝试，对于当时的印度医学发展来说无疑是一种进步。

---

① 《妙闻本集》总论第二十四章有述："因母亲妊娠期不养生而造成的跛、盲、聋、哑、鼻音、侏儒等是胎育不利所致病。"

第三节

疾病的诊断

当进入到临床诊断环节时，阿育吠陀要求医者必须进行全面的信息收集，不可将注意力只局限于某一患处或某一症状。在初步掌握病人的先天体质、后天变异、脉道系统、组织系统和排泄系统的基本状态后，还需要对疾病的因果进行认识，而这种深层的认识则建立在病理学分析之上。

《遮罗迦本集》病因论第一章第6节说："想要了解疾病，需要从病因、前驱症状、主要症状、适宜性与发病机制这几个方面着手。"阿育吠陀称之为"Nidāna Pañcaka"，即疾病的五大范畴。换句话说，如若要在临床上准确地建立某一疾病的疾病模型，则需要通过五个方面来对疾病进行描述，分别是病因（Nidāna）、前驱症状（Pūrvarūpa）、主要症状（Rūpa）、适宜性（Upaśaya）[1]与发病机制（Samprāpti）。其中，病因与发病机制这两大范畴是阿育吠陀临床诊断中最为重视的两个部分。

1. 病因的分析

阿育吠陀医典中存在诸多表示"病因"的梵语词汇，如nidāna、hetu 、nimitta、āyatana、karttā、kāraṇa、pratyaya或samutthāna等，其中最常采用的是"nidāna"和"hetu"。在特定的语境下，阿育吠陀医典也使用"yoni"（阴部）或"mūla"

① 疾病的"适宜性"是指在面对症状模糊不清、难以判断其类型的疾病时，可采用某一属性的疗法作为试探，再通过观察患者对该种疗法的反馈来断定疾病属性。

（根），以体现病因的分析是认识疾病的根本所在。

《遮罗迦本集》在总论第十一章中明确指出，医者需从四个方面来对疾病的病因进行考察：

> 诊断需依据四重：圣贤之言、感知觉察、逻辑推理、理性相应。圣贤者便是那些脱离了罗闍和答磨的人，历经苦修而具有智慧。他们的知识是无垢的，不论在过去、在当下、在未来都是真理。他们是全知者、专家、开悟之人，所言无虚，因为他们不再具有罗闍与答磨。感知觉察是指通过阿特曼、感官、心识及感官对象的连接来获得信息。推理则建立在感知之上，其三种类型关联三种时态。正如看见生烟便知起火，看见胎儿便知交媾，看见种子便知果实。通过观察相似的果，智者便能推测出其中的因。正如观察作物的生长需要结合灌溉、耕作、播种与气候这几个方面，这便是理的相应。

阿育吠陀把这四种方式称为“量”（pramāṇa），在这段叙述中也可以非常明显地看到其对正理派术语与逻辑论证法的大量运用。“量”即认识知识（pramā）的方法，包含两层意思：一是获得正确知识的方法，二是正确的知识本身。

其一，参考圣贤的经验。阿提耶学派将圣贤称为“全知者”（asāpta）、“专家”（śiṣṭa）、“开悟者”（vibuddha）。同时拥有专业学术知识和高尚的精神品德之人才能被视作圣贤，他们脱离了罗阇（执着和憎恶的根源）和答磨（无知和愚昧的根源）的遮蔽，因此所传授的知识和观点被认为是权威可靠的，其理论可以作为医者考察病因时的必要参考依据。这种对圣贤之言权威性的绝对维护便是正理派所说的“圣教量”（āgama），它同样被阿育吠陀视为一种相当重要的认识根据与方法。

其二，凭借医者的感知觉察。医者需要借助自身心灵、感官与感官对象之间的力量来生成对疾病的认知，例如用视觉观察患者的体貌，用听觉侦测其肠道、关节，或通过嗅觉去检查患者的排泄物等。在《妙闻本集》总论中，第十章“出诊”就讲到了医者依靠“六根”来诊断疾病的情况，即通过五大感官与问询法（心意）：

> 依靠听官的诊察，在后续关于疡分泌物的章节中详细论述。这类疾病基于“风”对血液的搅动，会迫使其伴有清晰的气声，从而被听官捕捉到。依靠触官，可以了解身体的冷、热、粗、滑、硬、软等，正如热病与肿胀都可通过触觉来诊察。依靠视官，可以观察出身体的胖瘦、活力状态、力量、色泽等。依靠味官，可以对排泄物与分泌物进行诊测。依靠嗅官，可以从气味特征诊断如溃疡这类疾病的发展程度。通过问询病患，可得知地、时、种姓、饮食、消化、排泄、疼痛感、体力、病程等事项。采用这六种诊察手段，可以探出疾病之究竟。①

即便这种形式所获取的信息与结论取决于医者的主观判断，但其核心是建立在医者与病患的双向连接之上的，即感官与感官对象接触所形成的知识。阿育吠陀定义这一过程为“pratyakṣa”，即正理派的“现量”。使用这一术语的目的在于从性质上圈定了这种诊断法需要满足现量的两个基本条件——

① Bhishagratna K. *An English Translation of the Sushruta Samhita: Based on Original Sanskrit Text, Volume I*. Calcutta: Kashi Ghose's Lane, 1907, p. 75.

“无误”与“确定”(《正理经》Ⅰ, 1, 4),意味着阿育吠陀要求医者对疾病现象的感知必须是直观且准确的。

其三,通过医者的逻辑推理。在无法查询到权威之言,也无法通过现量来认识病因的情况下,医者需要根据有限的疾病现象,通过逻辑与智识,对疾病的未知信息做出经验性类推。《遮罗迦本集》在表述时采用了正理派的“比量”(anumāna)一词,“其三种类型”这句偈文是指三种比量(《正理经》Ⅰ, 1, 5),即有前比量(pūrvavat)、有余比量(śeṣavat)和平等比量(sāmānyota dṛṣṭa)。“关联三种时态”是指这三种类型的比量揭示的是过去、现代及未来的事件关系——有前比量从因推果,有余比量溯果知因,平等比量是由共相推知其他同类事件。阿育吠陀医者在诊断时需要结合这三种思维模式,以此揭示疾病现象之间的因果关系。

其四,理性相应(Yukti)。“Yukti”义为“理”“道理”,指事物之存在与变化所依据的法则。事物的产生是多种条件聚合的结果,如“作物的生长取决于水、耕、种、气候”的综合作用一样,疾病的形成与发展与病患体质、食饮、生活习惯、环境条件等因素息息相关。通过相应的“理”来寻找病因,要求医者在拥有丰富医学经验的前提下对疾病现象作充分、全面的考察,在方法论中也指针对某种疾病选择合理适宜的治疗手法。(《遮罗迦本集》Ⅰ, 26, 29-35)在《遮罗迦本集》判断论第八章中也提及了诊断的“十项指标”[①],以及认识疾病的“十种实

---

① 诊断对象十项指标:个体体质(prakṛti)、后天体质(变异,vikṛti)、组织活性(sāra)、身体强健度(saṃhanana)、身材(prāmaṇa)、适宜性(sātmya)、精神状态(sattva)、消化力(āharaśakit)、运动能力(vyāyāma-śakti)和年龄(vayas)。

体”[①]（诊断的范畴），这些均是阿育吠陀对“理”的临床运用。

2. 发病机制：疾病的发展过程

发病机制是指疾病从形成开始逐步对人体产生一系列影响的病理过程。按照现代医学的理解，发病机制是从疾病出现临床表现时开始计算的。然而在阿育吠陀看来，当疾病出现临床表现时，已经属于病理过程中的第五步了。其对于疾病机制的认识是超前的，这一部分内容也充分展示了阿育吠陀针对病素的跟踪视角。

疾病现象的本质是三种道夏的涨落变化，因此对发病机制的认识就是对道夏流动路径的观察。在《妙闻本集》总论第二十一章中有这样的叙述：

> 瓦塔、皮塔和卡法是生命活动最根本的基础。三者分别位于身体的下部、中部和上部，维系着人体的正常运作。这就如房屋由三根脊梁支撑一般，故有人也将身体称之为“具有三支柱者”。三道夏的混乱失调会带来身体的坏灭，而生的力量也建立在它们正常运转的前提上。三者与第四者血液结合在一起后，由此将各自的性质渗透于机体中，使其出现了生、住、灭。[②]

根据《妙闻本集》的理论，三种道夏在身体中都有其固定

① 诊断方法的十种实体：行为主体、工具、动机、行为、结果、后续影响、地点、时间、倾向、步骤。

② Bhishagratna K. *An English Translation of the Sushruta Samhita Based on Original Sanskrit Text, Volume I.* Calcutta: Kashi Ghose’s Lane, 1907, p. 194.

寓所。瓦塔位于“骨盆（sroni）与直肠（guda）的区域”，处于下腹部；皮塔位于“胃（āmāśaya）与肠（pakvāśaya）之间”，处于腹腔中部；卡法则位于“胃腔之内”，处于上腹部。正常状态下，三种道夏在自己的寓所各司其职，但会根据人的各项活动与外界环境做出三种周期变化——积聚、激化和平息。例如，皮塔会在春末开始积累，到了炎热的夏季便会被激化加重，入秋天凉后又会得到自然平息。而另一种情况是，如果被激化的皮塔因为某些原因没有得到平息，那么它便成为一种潜在的致病因素。由于血液在疾病发展过程中起到了关键的传输作用，妙闻氏也把它称作“第四种道夏”，正因有了第四者血液的参与，被激化的道夏会通过血液循环离开其寓所从而散布到身体的其他区域。

这种通过追踪道夏演化轨迹来进行病程分析的方式形成了阿育吠陀的疾病发展论，阿育吠陀称之为“Samprāpti”（发病机制），主要分为六个阶段：

a. 积聚阶段（Sañchaya）：道夏的积累是疾病的第一阶段。阿育吠陀认为，在这一阶段三种道夏只在各自原有的寓所聚集，而身体却已经开始出现了一些能被觉察的征兆。例如，卡法的积累会导致出现沉重感、倦怠感，并且人也会本能地对冷的、甜的食物产生抗拒，转而渴望一些热辣的食物。

b. 激化阶段（Prakopa）：道夏累积到一定程度又并未得到有效消减时，便进入到激化状态。此时身体会出现明显的不适症状，例如瓦塔被激化时会产生腹部疼痛或呼吸困难等症状。

c. 扩散阶段（Prasara）：进入第三阶段意味着激化的道夏开始离开原有寓所，借助血液循环散布到其他部位，从而引发一些较轻微的前驱症状。一般情况下，道夏会倾向于选择与其属性相关的器官作为入侵对象，例如瓦塔多半会进入风元素对应的皮肤，造成皮肤干燥；皮塔往往容易涌入火元素对应的眼睛，造成眼部灼痛。另一种情况是按照就近原则，例如卡法从其胃部寓所浸染到附近的肺部而引起咳嗽等。

d. 沉淀阶段（Sthāna-samshraya）：如果扩散阶段继续发展，激化的道夏在遍及身体后，最终会在组织较为薄弱或者有缺陷的地方沉淀下来，开始对组织进行侵蚀。此时，激化的道夏便会与组织代谢出的腐浊进行联合（Doṣa-dūṣyas Sammūrcchana）。在这一阶段出现的前驱症状会更加清晰可见，但疾病还未直接爆发。

e. 爆发阶段（Vyakti）：这一阶段是指疾病的主体症状开始显现。组织因道夏与腐浊的联合而出现功能紊乱。在此阶段，不仅可以清晰地判断出疾病的类型，疾病所涉及的道夏也能被识别，组织、器官或脉道的病变部位均会明显呈现带有道夏属性的病理特征。

f. 形变阶段（Bheda）：在最后一个阶段，疾病开始对身体的器官、组织或系统进行结构性破坏，导致其扭曲或畸形。至此，不仅机体本身的功能会被严重干扰，疾病的各项并发症也随之而来。例如带有锐性的皮塔在第六阶段时会穿破组织，造成组织的溃疡、出血、穿孔或肿大等。

对于现代医学来说，前四个阶段更贴近于对病因的描述而非疾病的本体，但病因在阿育吠陀的整体性视角中已经被化为疾病的一部分。阿育吠陀认为因（病因）即隐藏的果（疾病），而果就是显现的因，在认识论上仍旧紧扣着数论派的“因中有果说”。

对疾病发展阶段做划分的意义不仅限于疾病的认识论层面，它同样体现着阿育吠陀医学的疾病预防观。在阿育吠陀看来，不论疾病处于六个阶段中的哪一个，都有其特定的应对方法，以扭转病程。在初期的积聚和激化这两个阶段，道夏依旧存在于其寓所（胃、肠），受制于消化之火（Agni）的制约，此时可以凭借道夏原则，通过相反属性的饮食、行为或生活方式的调整去平抚激化的道夏；在扩散阶段，由于瓦塔往往以其“搬运力”参与其中，所以可以采用针对瓦塔的手段使其消减，例如食用湿热的食品，进行精油按摩，或者做一些诸如瑜伽那样较为柔缓的体育锻炼；在沉淀阶段，如果组织的消化力正常运作，且组织本身也是强健的，那么激化的道夏则无处可着床；即便疾病已经处于爆发阶段，也需要及时通过药物或手段进行干预，预防其发展到形变阶段而导致身体结构受到影响。

3. 基于消化力的诊断——阿格尼

对于印度吠陀哲学而言，阿格尼（Agni）是一个相当重要的符号。“Agni”一词来自词根“√ag”，意译为“火”。根据《梨俱吠陀》的记载，“阿格尼”是自然神祇中的火神，它既指火神的名字，又可指火神的武器。在《梨俱吠陀》的1028支神曲中，关于火神阿格尼的诗颂就多达200支，地位仅次于空界至高神因陀罗[①]。《梨俱吠陀》将阿格尼称为“ṛta的守护者”（Ṛtasya Gopā）[②]，视其为地界的主宰神，而“ṛta”即“规律”或“秩

① 巫白慧:《吠陀经和奥义书》，中国社会科学出版社，2015年，第97页。
② 孙晶:《印度六派哲学》，中国社会科学出版社，2015年，第39页。

序”。换句话说，在吠陀文化里，阿格尼掌控着物质界的自然运转之序，包括与人类一切的生命活动相关的规律与秩序。

在阿育吠陀医学中，“阿格尼”保有其神性的秩序主宰力，但它已不再特指某一位高高在上的神灵，而是成为人体消化功能与新陈代谢的根本因——火对事物的转化力。在阿育吠陀医典中，“阿格尼”的字面意思几乎与“火元素”或“皮塔”等同，在特定语境下可以互换，但在深层含义上三者存在一定区别。火元素既是物质构成的具象质料，又是功能属性的抽象表达。当它作为后者时，即是皮塔。而阿育吠陀使用“阿格尼”一词时，指代的对象是身体中“火”对物质或能量的消化、吸收和同化的力量。阿育吠陀认为阿格尼存在于身体中一切以“火”为代表的转化过程中。皮塔则是阿格尼的容器，即阿提耶学派所说的“阿格尼本身就寄于皮塔之中”（《遮罗迦本集》Ⅰ, 8, 11）。阿育吠陀认为身体的各级组织、器官、系统、精神意识等层面存在着各自的阿格尼，从外界所摄入的能量需要逐级通过各层系统中阿格尼的转化，使其成为相应的营养，从而进一步被身体利用。简而言之，阿育吠陀将阿格尼等同于人体新陈代谢的源动力，是一种与秩序有关的“生物火”。

阿格尼神性的秩序感体现在它的转化力对各级系统中物料平衡的掌控，例如前文提到的中央胃火（jāthara agni）与组织之火（dhātu agni）对特定疾病发展阶段的管辖力。从这个层面上看，阿格尼相当于人体的一套免疫系统——处于正常状态，阿格尼能够抵抗并代谢掉激化的道夏，疾病则不会进一步发展。因此，阿育吠陀也将人的消化代谢能力，即阿格尼的状态，作为诊断疾病的一项关键指标之一。《遮罗迦本集》判断论第六章

第12节将阿格尼分为了四种类型：

人体的阿格尼可按其强弱程度分为四种：烈性的、低迷的、规律的和不规律的。其中，烈性的阿格尼可以经受住各种不良生活习性的考验，而温和的阿格尼则无法做到。规律的阿格尼可以不被不规律的生活方式所影响，而不规律的阿格尼则不能。这四种阿格尼体现在四种类型的人身上。三种道夏均衡的人，拥有规律的阿格尼；对于瓦塔体质的人，阿格尼被瓦塔牵制，变得不规律；对于皮塔体质的人，阿格尼被皮塔加剧，变得烈性；对于卡法体质的人，阿格尼被卡法压抑，变得低迷。

阿格尼的强弱与个体体质有关，在根本上仍旧取决于三种道夏的比例关系。根据《遮罗迦本集》与《妙闻本集》的相关内容，可以整理出阿育吠陀诊断学中对于阿格尼健康与否的评价标准：

表3.3 阿格尼状态与人体表现

阿格尼状态	人体表现
健康	食饮正常、胃部轻松、打嗝无特殊气味、舌头清爽、味觉灵敏、大小便排泄正常、发育良好、视力清晰、体温正常、气色健康、活力十足、有勇气与自信、神态愉悦自若、辨识敏锐、智慧耐心、长寿等。
失衡	食欲不振或情绪化进食、反胃、胃部沉重感、胀气、嗝中有食物的味道、有舌苔、呼吸不畅、坐立不安、便秘或腹泻、排泄物有恶臭、腹痛、视力受损、气色暗沉、失眠、恐惧、悲观、消极、迷茫、短寿等。

对病患的阿格尼进行检视具有三方面的意义：首先，有助于进一步确定病患的个体体质，因为阿格尼的强弱表现在一定范围内与体质中的主导道夏有关。其次，作为人体免疫能力的一部分，审查病患的阿格尼是否异常，是哪一个部位出现异常，抑或是在疾病发展的哪一个阶段发生异常等，有助于疾病的溯源与根本病因的确定。最后，阿格尼与人的生活方式、饮食习惯、食物属性和情绪状态均存在直接联系，因此分析病患的阿格尼能利于医者灵活地选择适宜的治疗方针，以便从疾病源头解决问题。

从上述这些疾病诊断形式可以看出，阿育吠陀实行多诊参合、多元辩证视角，同时承认理性主义与经验主义的必要性，如现代循证医学所主张的那样，在医疗决策中将医者主观经验、临床客观证据与患者的实际状况三者相结合。另一方面，阿育吠陀的疾病诊断学也侧面展示了医者需要具备的思辨能力，它既要求医者要运用缜密、清晰的逻辑分析，也要求其充分参考医学圣典，并鼓励医者完善自我的感官运用，以便能借助主观感知与灵魂真性获取疾病信息。从这个层面看，阿育吠陀医学不仅旨在造福患者，同时也是为医者准备的一份生命实践。

第四章 阿育吠陀的治疗观

在大部分人的医学观念中，“治疗”的行为主体是医者，而病患只是“治疗”行为的客体或对象。但在阿育吠陀看来，一项完整意义上的医疗过程需要四个角色的参与配合，包括医者、药物、看护和患者。《遮罗迦本集》总论第九章中解释了阿育吠陀对“治疗”的定义：

医者、药物、护士和病人——这是医疗“四柱”，如果他们具备良好的素质，那么疾病就会得以平息。

在身体出现紊乱时，利用以医者为首的优秀“四柱”以重建平衡为目的的活动便称之为“治疗”。

“四柱”是阿育吠陀针对治疗这一活动所划分出的四个医疗范畴，阿育吠陀将他们比作医学的“四条腿”，如果缺少其中一方的参与，那么治疗行为便缺乏系统性，从而影响其成功率。《遮罗迦本集》提出了这四大医疗范畴分别需要具备的条件：

卓越的理论知识、丰富的实践经验、灵巧的技术、洁净——这是医者所需的四重素养；数量充足、有效性、形式多样、成分合格——这是药物所需的四重素质；有一定护理知识、应变灵活、忠诚和洁净——这是护理人员的四重素养；有记性、有服从性、无畏、能充分提供疾病的信息——这是患者所需的四重素质。由这十六种素质组成的“四柱”是疾病能被治愈的所需条件。

在阿育吠陀发展到《八支心要集》时期时，医疗“四柱”的内容略有改革，主要体现在对药物、护理人员和病患作出了新的要求（《八支心要集》Ⅰ，1, 27–29）。具体如表4.1所示：

表4.1 《遮罗迦本集》与《八支心要集》的医疗四柱

医疗四柱	《遮罗迦本集》	《八支心要集》
医者素质	1. 理论知识扎实 2. 实践经验丰富 3. 技术灵巧 4. 洁净	
药物品质	5. 数量充足 6. 药效无虚 7. 形式多样 8. 成分合格	5. 制剂种类丰富 6. 品质好 7. 药效无虚 8. 适用性广
护士素质	9. 具备护理知识 10. 技术灵巧 11. 忠诚 12. 洁净	9. 共情力（与患者共情） 10. 洁净 11. 服务高效 12. 有智慧（理解医师指示）
患者素质	13. 有记性 14. 有服从性 15. 无畏 16. 能充分提供疾病的信息	13. 有经济能力 14. 有服从性 15. 有记性 16. 有意愿和信心参与治疗

如本书第二章内容所述，《遮罗迦本集》与《八支心要集》成书年代上可能存在着长达1400到1500年的时间差距。经过如此冗长的时间洗礼，《八支心要集》依旧在很大程度上遵从了《遮罗迦本集》的内容。一方面可以看到古印度医者在信念上对

圣教量的尊崇，另一方面也能看到阿育吠陀顺应时代发展而产生的某些变化。第一，《八支心要集》将制剂种类的丰富性置于药物品质的首位，表明了这一时期的印度医学已在药物的制备技术上有所突破。第二，护士的“忠诚”品质被替换成了“共情力”，说明护理人员在《八支心要集》时期已不限于由病患的亲属、家奴或仆从担任，而当时的护士可能已与医生一样隶属于专门的医疗机构本身。另外，医疗场所与人员的职业化也表明阿育吠陀在当时已经出现产业性，这一点也体现在其开始对患者的“经济能力”提出明确要求。第三，《八支心要集》不再要求患者自己提供疾病信息，只需要回忆某些出现过的疾病表现。疾病诊断的责任更多归于医者，这无疑对医者的专业素养提出了更高的要求标准。

当代的阿育吠陀崇拜者认为，现代西方医学的研究与技术虽已高度发达，但以此16条标准重新检讨其治疗的方式方法，仍然具有极大的参考价值。本章将着重对“医者”与“药物”这两大范畴展开讨论。

第一节
医者的职业素养

“医者”被阿育吠陀视为“四柱”中最为重要的角色，是治疗行为的绝对主角。《遮罗迦本集》（Ⅰ, 9, 10）对此做出的解释是：“医者是（四柱中）最关键所在，因为他拥有着专业的学识、执行权与掌控力。”在《遮罗迦本集》总论第六章中，也有一段对医者肖像的生动形容：

行医之人分为三类——诈骗者、虚名者和真正的医者。诈骗者佯装其具备医者的素质，手持罐装药品和器械，顶着虚假的医者头衔，说着愚蠢的无用之语；虚名者将自己与那些有财富、名望和学识的人联系在一起，标榜自己是功成名就的医者；而真正的医者是那些成功掌握了实践之理、智慧之道与专业知识的人，他们带来幸福与生命，真正具有医者所需的素养。

这段颇具批判性的描述直至今天仍具有现实意义，而医生职业自古以来都在印度文化中拥有着不俗的社会地位，究其原因也与阿育吠陀对医者的严苛要求有关。成为一位合格的阿育吠陀医者所需要具备的四项条件可以归纳成两个方面：专业素养（理论、实践与技术）和医德素养（洁净）。

1. 专业素养

“医者”一词梵语为“vaidya”，即“知道吠陀的人”。从字面含义出发，医者首先需要学习与掌握大量理论知识。这一称呼现今仍被印度社会用于指代那些已经取得行医执照的医生。

与正理哲学、胜论哲学等学派对吠陀天启圣典内容的坚定立场一样，阿育吠陀也讲求对圣教量采取绝对意义上的信任。然而，先决条件是需要严格鉴别哪些论著和思想可以被医者作为理论依据。正如《遮罗迦本集》判断论第八章开篇所述：

立志成为医生的智者，应用理性的见地去检视社会上各式各样的文献知识，也要同时考虑到他工作的严肃性，以及行与果、地与时等方面。对于医学论著，应当选择参考这类论著：

伟大之人或杰出的智者所使用的、思想内容丰富的、权威可靠的、益于三类学徒（迟钝、平庸与聪慧）理解的、非冗长的、圣贤所述的、善述经文及注释与提要的、直达本质的、主题明确的、叙述规范有序的、定义事物时有客观实例的——这样的论著宛如皓月当空，光明普照，能驱除无知。

在寻找到符合要求的论著后，医者必须对内容进行反复读诵直至可以背诵，以保证知识能烂熟于心。在《妙闻本集》总论第三章中，妙闻氏介绍了一种吠陀读诵法以便学徒可正确地熟悉医学经典：

敬奉并力求背诵经文的弟子需静心坐于导师身旁，导师据弟子的理解能力，逐词、逐句或逐节地讲授其阿育吠陀颂文。随后，要求学生对其所诵内容进行复述。当学生能对老师所讲授的颂文作出较好的复诵后，再进行下一部分的教授。在读诵时，无踌躇，无鼻音，音量、语调适中，吐字清晰。唇、眼、眉、手无动作，以保证节奏从容。传授期间，任何人都不得进入打扰。①

与阿育吠陀一样，我国的传统中医学也主张医学生实行背诵式的理论学习方法，著名中医学家岳美中在其论著《无恒难以做医生》中指出："要把主要的经典著作读熟、背熟，这是一项基本功。"医学中的这种背诵式学习旨在培养医者对理论提取

① Bhishagratna K. *An English Translation of the Sushruta Samhita Based on Original Sanskrit Text, Volume I*. Calcutta: Kashi Ghose's Lane, 1907, p. 31.

的熟练度，目的在于为下一步医学知识的理解做铺垫。

扎实的诵读是对医学理论理解的基础，而理解又是医者临床实践的重要前提。在《妙闻本集》中，妙闻氏专门用了名为“释义”的一整章内容来强调对理论进行充分理解的重要性，要求医者知其然并知其所以然：

> 若一个人努力地研究了整部阿育吠陀论著，又未能对其进行清晰的阐释，就如同驴运檀木（而不知其味）一样徒劳。他诵读了大量文献却无法洞察其意，如驴驮木，白白承受了檀木之负重，却不能品味檀香的美好。①

与张仲景在《伤寒杂病论》中主张习医需要纵览古今、多闻博识一样，妙闻氏在这一部分的论述中也表示，医者需要学习的知识应当是全面与多元的，不可拘泥于单一学问，而要尽可能了解更多相关的其他科学或哲学，因为“只学习一门学问的人，无法在自己的专业中获得确信”。

在“释义”章的最后，妙闻氏明确指出医者的修行必须同时注重书本与实践两个方面，因为理论知识需要“屡屡应用于实践，才可成为真正的医者”。其在总论第三章也同样运用了譬喻量（upamāna）的方式来论述理论与实践相结合的必要性：

> 唯知学理而无实操所得之艺，临患者便无智慧，恰如懦夫

---

① Bhishagratna K. *An English Translation of the Sushruta Samhita Based on Original Sanskrit Text, Volume I.* Calcutta: Kashi Ghose's Lane, 1907, p. 33.

身临战场之无措。反之，实操熟练但却疏于学理者，被世人谴责为庸医，将遭国王判处死刑。这两种行医之人绝不可信任，他们学术不精、一知半解。他们无法尽到医者职责与使命，恰如只知一半吠陀的婆罗门，又如单翼之鸟无法高飞。灵丹妙药在他们手中，其害恰如毒药、利器与雷电。行者若缺乏如外科术、精油等学问的理论与实操，那就是在因贪婪而杀生，如果容忍他们那便是国王之过错。只有通达理论与实践的医者才能治愈顽疾，恰如战车拥有双轮才可驰骋沙场。①

阿育吠陀要求学徒在习医期间必须亲身参与模拟性的实践操作，即现代社会所说的“实习”。《妙闻本集》总论第九章详细介绍关于外科手术模拟演练方法：

即便弟子掌握了一些学科知识，又或已学习了所有医书，导师还是需要根据情况安排其参与手术的实践演练，如切割之术、药油用法等等。否则，就算子弟足具理论，在没有实地演练的情况下，仍旧是纸上谈兵。可使用葫芦、冬瓜、西瓜、黄瓜、甜瓜等来演示切断术，并授其进行不同造口的方法。将水、黏稠物注入皮革或动物膀胱制作水袋，以此练习切开术；可使用一块铺开的毛皮，以此演练乱刺术②；可使用已死动物的静脉或莲花茎，以此演练穿刺术；可使用被虫蛀过的木头、竹子、芦苇或者干的葫芦

① Bhishagratna K. *An English Translation of the Sushruta Samhita Based on Original Sanskrit Text, Volume I.* Calcutta: Kashi Ghose's Lane, 1907, p. 30.

② 乱刺术在原文中为“lekhya”，有造成伤口、刻画、书写等多种含义。此处是指以锐器刺、划出浅而面积较大的创面。

口，以此演练探针术；可通过拔除菠萝蜜、苦瓜的核仁，或拔除已死动物的牙，以此演练拔除术；可使用涂有蜂蜡的棉板，以此演练排脓刺络术；可使用布片或兽皮，以此演练缝合术；可使用亚麻制作同比例的人偶，以此演练绷带术；可使用莲花的茎，以此演练关节的包扎；可使用柔软的肉块，以此演练耳部的包扎或演练烧灼术；可使用满水的罐子或葫芦，演练注射与灌肠之术。①

以理论指导实践，以实践历练技术——这便是阿育吠陀对医生专业素养的要求。医者与文献的关系，与治疗行为的关系，与导师的关系等内容均在阿育吠陀医典中存在大量描述，也是其医学教育理念的体现。其对医疗人才的培养形式与中医研习所倡导的“读经典”“拜良师”“做临床”这三大要诀完全一致，亦如《素问・著至教论》所说：“诵而未能解，解而未能别，别而未能明，明而未能彰，足以治群僚，不足治侯王。”

2. 医德素养

在《妙闻本集》总论第十章中，妙闻氏勾勒出了一个具备真正行医资格的阿育吠陀医者形象：

精通医书理论并已透彻其义，见习手术并已实操练习，在经得国王许可后，便获得了医者的资格。医者应干净得体，剪短头发与指甲，身着白衣，脚穿鞋子，手执杖或伞，行走时面

① Bhishagratna K. *An English Translation of the Sushruta Samhita Based on Original Sanskrit Text, Volume I.* Calcutta: Kashi Ghose's Lane, 1907, pp. 71–72.

带祥和与仁慈，举止谦恭，如万物之友一般助人，言语坦率而友善，绝不会因任何干扰而动摇其理性与智慧。[1]

除了基本的专业素养以外，妙闻氏通过描述医者应有的衣着规范、行为仪表和谈吐气质来说明医者应当对外呈现的精神风貌。阿育吠陀要求医者需要有整洁的仪表，儒雅的言行与风度，心怀天下苍生。在中医传统理论中也能找到类似的表达，如南宋《小儿卫生总微论方·医工论》说的“凡为医者，性情温雅，志必谦恭，动必礼节，举止柔和”，以及明代李中梓在《医宗必读·行方智圆心小胆大论》中要求医生应“宅心醇谨，举动安和，言无轻吐，目无乱观”。从这些记述中均可见两大传统医学在医生职业形象的观念上产生的又一次共鸣。

回到阿育吠陀“四柱”所要求的标准上，不论是医者还是护士都需要具备所谓“洁净”的品质。这项素质极易被误认为是在指医疗行为过程中操作手法的清洁度，类似现代医学中“消毒”或“无菌”的概念。然而，阿育吠陀所说“洁净”应该从两方面进行理解：其一，医者身份的洁净，即种姓要求。其二，医者心灵的洁净。其是指医者需要在品行与精神上保持纯洁与虔诚，实则在对医护人员的医德、医风提出要求。行为端庄、谦逊从容、以礼待人，既是对病人内心感受的尊重，也是医生德行淳厚外化于行的直接展示。正如《日内瓦宣言》所说：“在行医中一定要保持端庄和良心。”

① Bhishagratna K. *An English Translation of the Sushruta Samhita Based on Original Sanskrit Text, Volume I.* Calcutta: Kashi Ghose's Lane, 1907, p. 74.

从现实意义出发，阿育吠陀对医者职业形象的正面塑造具有三个层面的用意：其一，利于医者对职业形象产生正确的自我认知。正确的职业认知，不仅能为医者指明正确的进步方向，确保其能严格地进行自我规范、自我约束，也能激励医者在专业素质方面不断精进、持之以恒。其二，良好的医者形象可间接促进和服务于患者健康。阿育吠陀认为医者的职业形象可以以语言、行为或衣着为符号，向公众传达医者拥有的知识储备、所处的专业程度和其所秉持的职业信念。通过这种传达，有助于建立良好的医患信赖关系，以便患者在就诊时能充分与医者配合，同时也利于患者治疗信心的提升。《八支心要集》（Ⅰ, 1, 26）把这种面对疾病的信心或坚强的意志称为"dhairya"，认为病人的心态也是提高治愈率的重要因素。其三，通过理念形象来影响现实实体。阿育吠陀深知职业形象的塑造关乎社会对整个学科的态度与评价，而将医者树立成一类具有贤者气质的理念式形象能使得阿育吠陀医学的权威性获得大众认可，医者也能赢得应有的社会尊重与职业幸福感，也利于整个阿育吠陀医学事业的发展。

3. 医者的地位

由公元9世纪与10世纪之交的阿拉伯人撰写的《中国印度见闻录》展现了中古时期印度医学的兴旺，可见当时五天竺地区的医学与哲学一样发达。而相关记载也同样存在于佛教经典中，例如本书多次提到的义净所著《南海寄归内法传》。义净于6世纪末在那烂陀寺留学时，见证了当时天竺地区医学著作的兴盛之景，也注意到了当时医者所处的社会地位与待遇状况。

根据义净的讲述，当时但凡能通晓"医学八支"之人，就能享有丰厚的“食禄”：“斯之八术先为八部，近日有人略为一夹，五天之地咸悉遵修，但令解者无不食禄。由是西国大贵医人兼重商客，为无杀害，自益济他。”这种“食禄”不单指医者可以像中国古代医政体系中的医官那样获得来自当权政府的俸禄，也指其能够从病患那里直接得到酬劳。“五天之地咸悉遵修”是对当时五天竺医学流行盛况的描述，而“大贵医人”则在说明医者被视为身份地位贵重之人，基于他们所从事的工作是“自益济他”的，既能利我，又能造福社会。

印度传统医学集大成者耆婆（Jīvaka）则对他本人的学医目的直言不讳：“我今宁可学医方，可现世大得财富而少事。”（《四分律》卷三十九）足见当时的医学从业者在经济待遇上相当可观。另一方面，阿育吠陀也对医者在名利上的追求予以肯定和鼓励，认为如果能凭借自身专业技术给予众生利益，那理应获得财富报酬和名誉的尊重，甚至在灵魂层面上也有好的果报，如《妙闻本集》总论第二十五章所述：“能利用医技悬壶济世的医者，将享有富足、地位、荣耀与善人的喝彩，可往生于天堂。”

事实上，医生在古代印度的地位也与婆罗门教等级制度有直接关系。《中国印度见闻录》有述：“在每一个王国里，皇室的人属于同一个家族，君主的位子总是这家人的。国王健在时，就制定其王位的继承人。同样，文书和医生也属于一定的家族，只有在这些家族才能从事文书和医生的职业。”[1]由此可见，在古代印度能成为医者的人，大部分都出生在与统治阶级关系亲密

---

① 穆根来、汶江、黄倬汉译：《中国印度见闻录》，中华书局，1983年，第21页。

的贵族或世家之中，本身就具有较高的社会地位。另外，还能通过回顾阿育吠陀医典的成书背景来找到一些端倪，譬如学界一直有观点认为遮罗迦可能是服务于迦腻色迦王室的医者，而妙闻氏的医学知识则是直接由迪沃萨达国王亲自传授的。

这些推测不无道理，毕竟两本医典在意识形态上多少都带有阶级主义倾向。《遮罗迦本集》(Ⅳ, 8, 52）几乎完全服从于《摩奴法论》所指导的婆罗门阶级伦理观，强调只有婆罗门、刹帝利或吠舍可以学习阿育吠陀，其对种姓制度的看重甚至严苛到对幼儿的奶妈种姓都有具体要求。与印度普通民众视角不同，对于婆罗门来说，医生内部也有等级贵贱之分，并不是每种医者都配享崇高地位。在《摩奴法论》中就充斥着大量对外科医生的歧视，例如说“外科医生的食物是脓”[①]，这可能与当时印度社会存在医疗行骗的现象有关。然而，以王室与军政贵族为代表的刹帝利却非常亲近外科医生。这一点在《妙闻本集》中就有所体现，比如总论第三十四章介绍了医者随王出征的军阵医疗。受刹帝利阶层实用主义的影响，《妙闻本集》对医者出身的要求稍有宽松，首陀罗在特殊条件下也被允许接触阿育吠陀知识：

婆罗门医师有资格招收婆罗门、刹帝利和吠舍这三个种姓的弟子，刹帝利医师可以招收刹帝利或吠舍这两个种姓的弟子，吠舍医师只能招收吠舍种姓的弟子。而至于首陀罗种姓之人，如果其出生良家，资质优秀，颂咒文，行仪轨，也可进入阿育吠陀之奥秘。[②]

---

① 蒋忠新译:《摩奴法论》，中国社会科学出版社，2007年，第88页。

② Bhishagratna K. *An English Translation of the Sushruta Samhita Based on Original Sanskrit Text, Volume I*. Calcutta: Kashi Ghose's Lane, 1907, p. 18.

需要承认的是，阿育吠陀的确未能在医者的种姓问题上摆脱时代禁锢，剥夺了一部分人接触医学知识的权利和可能。然而，这并不能真正代表阿育吠陀的医学初衷，或者说阿育吠陀所代表的印度传统医学本身也是阶级主义或种姓制度受害方。作为古代婆罗门宗教社会的理论产物，阿育吠陀需要妥协于当时的社会格局与意识形态。如果阿育吠陀许可一切“不洁的”低种姓人群，甚至允许“贱民”[①]阶层从事医学，而低种姓又只能接触同阶级的人群，悬孤于社会主流之外，那么阿育吠陀必然会遭到那些拥有发言权的主流阶级的质疑，其生存与发展也难以在古印度地区长期延续。

从另一层面来看，阿育吠陀虽然被婆罗门教的价值取向所裹挟，但其中也存在一定的积极影响。婆罗门教的业报学说规范了阿育吠陀医生的行为准则和道德精神，其轮回解脱学说也催生了阿育吠陀对心理与精神类疾病的认知，并且婆罗门的宗教价值观也使得阿育吠陀能直接建构起医学伦理方面的内容。

第二节
药物的认识

1. 药物的定义

药物的使用是阿育吠陀治疗方法论中第二大重要范畴，古印度文明对于药物的概念形成早在前吠陀时期就有萌芽。在

① 在种姓制度中，印度称首陀罗种姓之下的底层人民为“达利特”，他们被认为是“不可接触者”。

《梨俱吠陀》与《阿闼婆吠陀》中都提到了一种药酒，它由一种长在山涧、名为“苏摩”的植物制成，所以也叫“苏摩酒”（Soma）。两部经典都描述了这种苏摩酒的制备过程，大致需要经过研磨、榨汁、过滤、配伍这一系列步骤[①]，并且认为苏摩酒可以“将我的疾病治愈”以及“赋予我力量”（《梨俱吠陀》Ⅷ，48）。不过，古印度真正开始对药物活性与功效产生认识则是始于后吠陀时期，也就是阿育吠陀医典出现的时候。

各类草药名称、生物名称、制剂形式、物质特性和治疗用途的记载涌现在《遮罗迦本集》《妙闻本集》和《八支心要集》当中。这些药物制剂不仅具有古植物学、古生物学上的参考价值，也对现今医学在新药研发方面具有启示作用。例如，现今运用广泛的降压药物利血平就是从阿育吠陀医典里记载的蛇根木中萃取而来的。福兹等在《综合分析阿育吠陀与西医》一文中表示：“阿育吠陀可以作为现代医学寻找新分子实体的有力向导。”[②]帕蒂拉纳等人在《关于〈遮罗迦本集〉吸入疗法中治疗配方的文献调查》[③]一文中也表示，阿育吠陀的吸入式疗法涉及了至少210种药物成分，其中84%来自植物，14%来自动物，2%来自矿物质。这些药多被证明具有抗炎、镇痛、抗菌、降糖和抗氧化作用。当下，国外医学界十分热衷于研究阿育吠陀医典，

① 林太：《〈梨俱吠陀〉精读》，复旦大学出版社，2008年，第86页。

② Fauzi M F, Koutsoukas A, Lowe R, et al. Linking Ayurveda and Western medicine by integrative analysis. *Journal of Ayurveda and Integrative Medicine*, 2013, vol. 4, no. 2, pp. 117–119.

③ Pathirana KPMP, Abeysooriya SR, Nuwansiri LSB. A Literary Survey Therapeutic Formulations Used in Nasya Karma (Inhalation Therapy) in with Special Reference to Caraka Samhita. International Conference on Shalakya Tantra, 2017, p. 125.

只是在研究方式上均立于生物医学或生物化学视角，却很少真正关注阿育吠陀的药物运用理念。

在西方医学中，药物一般是指用于预防、治疗、诊断人疾病的各类化学物质或生物制品。但对于阿育吠陀传统医学来说，药物的概念内涵要远超此范围。阿育吠陀认为，既然万事万物都是由五大基本元素构成，那么药物便是对一切物质的规律和属性的运用，可以利用它们来调节同样由五大元素组合而成的三种道夏，从而服务于生命健康。因此，在阿育吠陀医典中几乎没有圈定某一具体的术语来表示“药物”，又或者说药物的概念仅存在于实体或物质的属性当中，而研究药物就是在研究实体或物质的“德”。在《妙闻本集》身体论第一章第13节有述：

> 医学的唯一目标便是运用适合的实体来治疗疾病。因此，实体的性质是药学典籍中永恒不变的唯一主题。

阿育吠陀医者们习惯于把药理学称之为“Dravya-guṇa Shastra”，即“实体属性之应用”。它涉及对“dravya”（实体）的收集与加工、鉴别“guṇa”（德，属性）以及找到合理的用法、用量来将物质的德“作用”（karma）于人体。

孙思邈在《千金翼方》中提及了耆婆对药物的认知：“有天竺大医耆婆云：天下物类，皆是灵药。万物之中，无一物而非药者，斯乃大医也。”[1]作为古代印度医学集大成者，耆婆用药的

① 张印生、韩学杰：《孙思邈医学全书》，中国中医药出版社，2009年，第576页。

灵活度已达到了“所见草木，尽能分别，所入用处”（《四分律》卷三十九）的境界。而耆婆的用药思想显然深受阿育吠陀医学的影响，早在《遮罗迦本集》（Ⅰ, 26, 12；Ⅰ, 1, 50）中就已提出了“万物皆可入药”的理念——“只要能被合理地、有明确目的地使用，宇宙中没有一种物质不能被视为药物”，因为“没有一种实体是无德的”。

2. 药物的分类

基于“万物皆可入药”的理念，阿育吠陀的药物体系相当庞大。对其药物分类体系进行考察，有助于我们进一步理解阿育吠陀的药学方法论。如本文第二章所述，《遮罗迦本集》在总论开篇部分首先将自然实体分为宏观上的三类，即“治疗身体类、有损身体类、保健类”，而后又将药物按其来源分为动物类、植物类和矿物类（《遮罗迦本集》Ⅰ, 1, 68-73）：

从动物而来的（药物）包括蜜、乳及其制品、胆汁、脂肪、髓、血、肉、粪、尿、皮、精液、骨头、筋腱、角、爪、蹄、毛发、胆结石等；从土中而来的（矿物）包括金、银、铜、铁、铅、锡及其锈（mala）、硅石、方解石、雄黄、雌黄、宝石、盐、赭石、方铅矿等；而植物药包括有实无花、有花有实、实熟即死和蔓生型这四种，通常是取用它们的根、皮、芯材、分泌物、茎、所榨汁液、嫩叶、灰汁、乳浆、果实、花、灰烬、油脂、刺、叶、叶芽、块茎或新芽等。

（1）动物的分类

在古代印度文化中，关于动物体系化的性质分类法一般有两种。其一，是以《爱多列雅奥义书》（V, 3）为代表的“四生说”[①]，将动物按出生方式分为卵生、胎生、湿生和萌芽生。其二，是以耆那教经典《谛义证得经》为代表的以动物拥有的感觉器官数目来分类，即“动的命我具有两个（以上的）感官”[②]，如蚯蚓、水蛭一类只有两个感官，而像鱼、禽、四足兽和人这样的“动的命我”具备五种感官，感官越多的动物则越高级。这两种分类方式蕴含着古印度人对自然生物圈的观察与思考，但其粗糙且有限的视角仍旧是偏向形态学的，对药物分类并无直接帮助。

阿育吠陀对动物的分类法则完全不同于以上两种，它着眼于动物的栖息地与食性。《遮罗迦本集》（Ⅰ, 27, 35-55）采用这种方式将动物分成了八个种类：

a. 掠食型（Prasaha）：以强力与暴力捕食为生；

b. 穴居型（Bhūśaya）：居住于洞穴或地道中；

c. 沼地型（Ānupa）：栖息于沼泽地或湿地；

d. 水居型（Jalaja）：栖息于水中、水下；

e. 水面型（Jalecara）：生于陆地但栖息于水上、水边；

f. 陆居型（Jāngala）：栖息于陆地或林地；

g. 觅地型（Viṣkara）：喜于地面翻找食物的一些鸟类；

h. 啄木型（Pratuda）：通过凿木、啄木取食的一些鸟类。

这种分类的方式是基于将动物视为药用来源的角度而产生

① 徐梵澄译：《五十奥义书（修订本）》，中国社会科学出版社，1995年，第29页。

② 姚卫群：《〈谛义证得经〉的主要思想》，《五台山研究》2015年第2期，第3—8页。

的，阿育吠陀认为不同动物会因其生存环境差异、食性区别而具有不同五大元素配比，从而带有不同的属性，因此它们的身体部位在被人食用时就会产生不同的功效。这种区分的底层逻辑就是物质的德。例如，鸽肉被阿育吠陀认为是轻的、冷的，食用后会导致尿量减少，而鱼肉则被认为是重的、热的、甘的，可作为滋补与增重之用。《妙闻本集》在动物分类上虽与《遮罗迦本集》遵循同样的原则，但在精细度上更胜一筹。根据《妙闻本集》总论第四十六章关于“肉类”划分部分的内容，整体如图4.1所示：

- 陆栖动物（Jāngala）
  - 疾走兽类 (Janghāla), 如鹿、羚羊、麝等
  - 鹑鸡类 (Viṣkara), 如鹧鸪、鹑、孔雀、野鸡等
  - 啄禽类 (Pratuda), 如雀、鸠、鹦鹉、莺等
  - 洞栖类 (Guhāśaya), 如狮、虎、狼、熊、豹等
  - 猛禽类 (Prasaha), 如鹰、鹫、枭等
  - 树栖类 (Parna-Mriga), 如猿、松鼠、麝猫等
  - 穴居类 (Vileśaya), 如兔、大蜥蜴、豪猪、蛇等
  - 家畜类 (Grāmya), 如羊、牛、马、驴、骡等
- 水栖动物（Ānupa）
  - 水滨兽类 (Kulacharas), 如象、水牛、犀牛等
  - 水禽类 (Plava), 如鹅、鸭、鹭、鹤、鹈等
  - 壳栖类 (Koṣastha), 如螺、贝等
  - 有足类 (Padina), 如龟、鳄、蟹等
  - 鱼类 (Matsya)
    - 淡水鱼 (Nādeya), 如鲤鱼、鲇鱼、鳗鱼等
    - 海水鱼 (Sāmudra), 如鲸、海豚等

图4.1《妙闻本集》的动物分类[①]

---

① Bhishagratna K. *An English Translation of the Sushruta Samhita Based on Original Sanskrit Text, Volume I*. Calcutta: Kashi Ghose's Lane, 1907, pp. 480–496.

（2）矿物的分类

与中医对矿物药的广泛运用有所不同，上古时期的印度古典文献中鲜有将矿物作为内服药食用的记载，尤其是金属类矿物一般只用于生产工具、工艺品或者兵器等。即便偶有将矿物运用在治疗上的情况，基本都是作为外用药治疗皮肤上的问题。但自从阿育吠陀医典问世后，已经能够从其中看到古印度医者对内服矿物药的诸多探索。《妙闻本集》总论第三十八章名为“药物汇类”，其中就将金属矿物（Trapvādi Gana）单独列为一族：

锡（trapu）、铅（sisa）、铜（tamra）、银（rajata）、磁石（krishna–loha）、金（suvarna）和铁锈（lohamala）构成的本族药物可驱虫杀毒，能治黄疸、萎黄病、尿道脓毒、心脏病、口渴及中毒引起的疾病。[①]

除了这里提及的金、银、铜、铁、铅、锡等矿物，《遮罗迦本集》（Ⅰ, 1, 88–91）还讨论了盐的二级分类与运用：

盐有五种，植物盐、岩盐、排泄物中的盐、泥土盐、海盐。盐是油性的、温热的、尖锐的，是最好的消化之火促进剂，可以用于外涂、热敷、通便、催吐、灌肠、按摩、饮食、催嚏、外科措施、栓剂、洁眼等。

① Bhishagratna K. *An English Translation of the Sushruta Samhita Based on Original Sanskrit Text, Volume I*. Calcutta: Kashi Ghose’s Lane, 1907, p. 354.

另一方面，阿育吠陀认为矿石还可以作为装饰物，通过佩戴的形式疗愈人体与保健，甚至能增强身体的活力素（ojas），为人带来幸运、吉祥、魅力与舒适感。(《遮罗迦本集》Ⅰ, 5, 97）根据维桑特·赖德的解释，阿育吠陀所提出的宝石的佩戴功效可能与吠陀天文学（Jyotiṣa）有关，不同的矿石对应且吸引着不同的行星能量。例如，红珊瑚（宝石）对应火星，佩戴时会增强皮塔，因此它能安抚激化的瓦塔或卡法。此外，流行于印度东南部泰米尔纳德邦的悉达医学（Siddha medicine）作为阿育吠陀的一个分支，因地理环境上多有高原和山地，所以更擅长使用矿物药。

学界普遍认为，古代印度矿物药治疗学的正式建立与公元10世纪前后印度炼金术的兴起有关。届时，著名炼金术士龙树（Rasa Nāgārjuna，约公元9世纪）的出现，或矿物治疗学著作《矿物药汞》的问世，使得更多矿物得以在医学中进行开发研究。学界也一直对印度炼金术究竟是受外来文化影响还是本土医学发展的结果这一问题颇有争论，而《遮罗迦本集》与《妙闻本集》对矿物运用的记载显然能为此议题提供一些参考，至少在一定程度上能够佐证古代印度医学的确具备独立发展出矿物药体系的可能性。

（3）植物的分类

如前文所述，《遮罗迦本集》将植物大致分为四类，即有实无花（vanaspati）、有花有实（vānaspatya）、实熟即死（oṣadhi）和蔓生型（vīrudh）。《妙闻本集》在这一点上与《遮罗迦本集》完全一致。这种分类方法兼容了对植物生长周期与生长形态这两方面的考虑，但仍然是一种粗糙的分类方式。后来更为进步的一种植物学分类法来自一部名为《植物的阿育吠陀》（*Vrksāyurveda*）的著作，由阿提耶学派六大弟子之一的婆罗舍罗撰写。其中已然具备了依花（植物生殖器官）的特征进行种族（科）分类的方法，例如豆科、葫芦科、菊科等。

由于《遮罗迦本集》与《妙闻本集》的发源地在多有河谷与平原的印度中北部地区，自然资源较为丰富，植物药可以说是阿育吠陀药物学的绝对主角。《遮罗迦本集》（Ⅰ, 4）与《妙闻本集》（Ⅰ, 38）在关于植物药介绍这部分均给出了相当庞大的篇幅，其中不仅详细列举了药物名称、萃取手法、加工方式和使用原则，两部医典都同时展示了阿育吠陀的植物药归类逻辑——以疗效分类。在此仅以《遮罗迦本集》为例说明，其植物药分类整理如表4.2所示：

表4.2 《遮罗迦本集》的植物药分类

分族	种类	药物梵语名
第一族	1. 促生命力类	jīvaka，ṛṣabhaka，medā，mahāmedā，kākolī，kṣīrakālolī，mudgaparṇī，māṣaparṇī，jīvantī，madhuka
	2. 壮体类	kṣīriṇ，rājakṣavaka*，aśvagandhā，kākolī，kṣīrakākolī，vāṭyayanī*，bhadraudanī，bhārdvājī，payasyā，ṛṣyagandhā*
	3. 瘦身类	musta，kuṣṭha，haridrā，dāruharidrā，vacā，ativiṣā，kaṭukā，citraka，cirabilva，haimavatī
	4. 促排泄类	suvahā，arka，eraṇḍa，agnimukhī，citrā，citraka，cirabilva，śaṅkhinī，śakulādanī，svarṇakṣīrī

续 表

分族	种类	药物梵语名
	5. 促愈合类	madhuka，madhuparṇī，pṛśniparṇī，ambaṣṭhakī，samaṅgā，mocarasa，dhātakī，lodhra，priyaṅgu，kaṭphala
	6. 促消化类	pippalī，pippalīmūla，cavya，citraka，śuṇṭhī，amlavetasa，marica，ajamodā，bhallātakāsthi*，hiṅguniryāsa*
第二族	7. 滋补类	aindrī，ṛṣabhī，atirasā，ṛṣyaproktā*，payasyā，aśvagandhā，sthirā，rohiṇī，balā，atibalā
	8. 美容类	candana，punnāga，padmaka，uśīra，madhuka，mañjiṣṭhā，sārivā，payasyā，sitā*，latā
	9. 润喉类	sārivā，ikṣu，madhuka，pippalī，drākṣā，vidārī，kaiḍarya*，haṃsapādī，bṛhatī，kaṇṭakārī
	10. 镇静类	āmra，āmrātaka，lakuca*，karamarda，vṛkṣāmla，amlavetasa，kuvala，badara，dāḍima，mātuluṅga
第三族	11. 开胃类	śuṇṭhī，cavya，citraka，viḍaṅga，mūrvā，guḍūcī，musta，pippalī，paṭola（缺失一味药）
	12. 抗痔药	kuṭaja，bilva，citraka，śuṇṭhī，ativiṣā，harītakī，dhanvayāsa，dāruharidrā，vacā，cavya
	13. 润肤类	khadira，harītakī，āmalaka，haridrā，bhallātaka，saptaparṇa，āragvadha，karavīra，viḍaṅga，jātī
	14. 止痒类	candana，nalada，āragvadha，naktamāla，nimba，kuṭaja，sarṣapa，madhuka，dāruharidrā，musta

续 表

分族	种类	药物梵语名
	15. 驱虫类	akṣīva*，marica，gaṇḍīra，kebuka，viḍaṅga，nirguṇḍi，kiṇihī，gokṣura，vṛṣaparṇikā*，ākhuparṇikā*
	16. 解毒类	haridrā，mañjiṣṭha，suvahā，sūkṣmailā，pālindī，candana，kataka，śirīṣa，sindhuvāra*，śleṣmātaka
第四族	17. 催乳类	vīraṇa*，śāli，ṣaṣṭika，ikṣuvālikā*，darbha，kuśa，kāśa，gundrā，itkaṭa*，kattṛṇa
	18. 净乳类	pāṭhā，śuṇṭhī，devadāru，musta，mūrvā，guḍūcī，indrayava，kirātatiktaka，kaṭurohinī，sārivā
	19. 催精类	jīvaka，ṛṣabhaka，kākolī，kṣīrakākolī，mudgaparṇī，māṣaparṇī，medā，vṛddharuha*，jaṭilā，kuliṅgā*
	20. 净精类	kuṣṭha，elavāluka，kaṭphala，samudraphena*，kadambaniryāsa*，ikṣu，kāṇḍekṣu，ikṣuraka，vasuka，uśīra
第五族	21. 缓解辅助类	mṛdwīkā，madhuparṇī，medā，vidārī，kākolī，kṣīrakākolī，jīvaka，jīvantī，śālaparṇī
	22. 发汗辅助类	śobhāñjana*，eraṇḍa，arka，vṛścīra，punarnavā，yava，tila，kulattha*，māṣa，badara
	23. 催吐辅助类	madhu*，madhuka，kovidāra，karbudāra，nīpa，vidula，bimbī，śaṇapuspī，arka，apāmārga
	24. 通便辅助类	drākṣā，kāśmarya，paruṣaka，harītakī，āmalaka，bibhītaka，kuvala，badara，karkandhu，pīlu

续 表

分族	种类	药物梵语名
	25. 非油性灌肠辅助类	trivṛt，bilva，pippalī，kuṣṭha，sarṣapa，vacā，indrayava，śatapuṣpā，madhuka，madanaphala
	26. 油性灌肠辅助类	rāsnā，devadāru，bilva，madana，śatapuṣpā，vṛścīra，punarnavā，gokṣura，agnimantha，śyonāka
	27. 头部净化类	jyotiṣmatī，kṣavaka，marica，pippalī，viḍaṅga，śīgru，sarṣapa，apāmārga，śwetā，mahāśvetā
第六族	28. 止吐类	jambū，āmra，mātuluṅga，badara，dāḍima，yava，yaṣṭikā，uśīra，mṛt*，lājā
	29. 止渴类	śuṇṭhī，dhanvayāsa，musta，parpaṭaka，candana，kirātatiktaka，guḍūcī，hrīvera，dhānyaka，paṭola
	30. 止嗝类	śaṭī，puṣkaramūla，badara，kaṇṭakāri，bṛhatī，vṛkṣaruhā*，harītakī，pippalī，durālabhā，karkaṭaśṛṅgī
第七族	31. 止泻类	priyaṅgu，anantā*，āmrāsthi*，aralu*，lodhra，mocarasa，samaṅgā，dhātakī，padmā，padmakeśara
	32. 促便色类	jambū，śallakī，kacchurā，madhūka，śalmalī，śrīveṣṭaka，payasyā，utpala，tila
	33. 抑尿类	jambū，ūmra*，plakṣa，vaṭa，kapītana，udumbara，aśvattha，bhallātaka，aśmantaka，somavalka
	34. 促尿色类	padmā，utpala，nalina，kumuda，saugandhika，puṇḍarīka，śatapatra，madhuka，priyaṅgu，dhātakī
	35. 利尿类	vṛkṣādanī，gokṣura，vasuka，vaśīra，pāṣāṇabheda，darbha，kuśa，kāśa，gundrā，itkaṭa*

续 表

分族	种类	药物梵语名
第八族	36. 镇咳类	原文缺失
	37. 平喘类	śaṭī，puṣkaramūla，amlavetasa，elā，hiṅgu，aguru，tulasī*，tāmalakī，jīvantī，caṇḍā
	38. 消肿类	pāṭalā，agnimantha ，śyonāka，bilva，kāśmarya，kaṇṭakārikā，bṛhatī，śālaparṇī，pṛśniparṇī，gokṣura
	39. 解热类	sārivā，śarkarā*，pāṭhā，mañjiṣṭhā，drākṣā，pīlu，paruṣaka，harītakī，āmalaka，bibhītaka
	40. 解乏类	drākṣā，kharjūra，priyāla，badara，daḍima，phalgu，paruṣaka，ikṣu，yava，ṣaṣṭika
第九族	41. 清凉类	lājā，candana，kāśmarya，madhuka，śarkarā*，nīlotpala，uśīra，sārivā，guḍūcī，hrīvera
	42. 增热类	tagara，aguru，dhānyaka，sṛṅgabera，bhūtīka，vacā，kaṇṭakārī，agnimantha，śyonāka，pippalī
	43. 抗丹毒类	tinduka，priyāla，badara，khadira，kadara，saptaparṇa，aśvakarṇa，asana，arjuna，arimeda*
	44. 抗风湿类	vidārigandhā，pṛśniparṇī，bṛhatī，kaṇṭakārikā，eraṇḍa，kālolī，candana，uśīra，elā，madhuka
	45. 抗肠痉挛类	pippalī，pippalīmūla，cavya，citraka，śuṇṭhī，marica，ajamodā，ajagandhā，jīraka，gagairkaḍīra

续 表

分族	种类	药物梵语名
第十族	46. 止血类	madhu*，madhuka，rudhira*，mocarasa，mṛtkapāla*，lodhra，gairka*，priyaṅgu，śarkarā*，lājā
	47. 镇痛类	śāla，kaṭphala，kadamba，padmaka，tumba*，mocarasa，śirīṣa，vañjula，elavāluka，aśoka
	48. 意识复苏类	hiṅgu，kaiṭarya，arimeda，vacā，coraka，vayaḥsthā，golomī，jaṭilā，palaṅkaṣā，aśokarohiṇī
	49. 助孕类	aindrī，brāhmī，śatavīryā，sahasravīryā*，amoghā，avyathā，śivā，ariṣṭā，vāṭyapuṣpī，viṣvakṣenakāntā
	50. 抗衰老类	amṛtā，harītakī，āmalakī，yuktā*，śwetā，jīvantī，atirasā，maṇḍūkaparṇī，sthirā，punarnavā

（注：带*的39味药品译名不详，其余药名可见附录II）

事实上，《遮罗迦本集》（Ⅰ，4）中可见超过一千多种药物名称。学界关于这部分内容的研究难点在于对梵语药名的厘定，也就是找出每一种名称所对应的究竟是哪种具体的药物实体。从公元7世纪起，研究阿育吠陀的医者们开始用“Nighantus”一词来泛指关于药物学的专著，而这个词原义是形容那些吠陀文献中的生、难词汇。由此可见，药名厘定之难不限于当今，从中古时期开始就存在了。包括三大医典在内的阿育吠陀文献都很少提及这些具体药用植物的外观特征。况且同一种植物，因时代不同、地域不同、文化不同都可能导致其在名称厘定与翻译上存在极大困难。

表4.2列举出的这十大族类植物药属于阿育吠陀医者诊疗中常使用的代表性药物，按照治疗功效分为五十大类，每一类均含

十种具体药物。在去掉名称重复出现的次数后，在上述五十大类药物中共计可列出265种药物名称（其中还存在同义词）。通过大量文献查找，并借助皮亚瓦特·夏马、戴维·弗劳利、巴克里希纳等学者整理出的阿育吠陀药材的拉丁文译名，再通过检索中国植物物种信息系统和《世界药用植物速查辞典》[①]等植物学相关工具书，本书译出226味药物名称（详见附录II）。如火氏本人就在此处提出过药物名称重复性的疑问，阿提耶是这样回答他的：

智者不应该有这样的问题。就像人一样，同一个人也会获得不同的称号。正如他在从事不同的工作时，他的行为不同，行为的果也不同，那么他就会担任着各种不同的角色。药物也是这个道理。

由此可见，阿育吠陀的用药理念是具有辩证色彩的，即便同一种药物，其功能可以发挥在不同的疾病治疗中。另外阿提耶也强调，这五十大族药物是基于植物的“德”来划分品类的，在数量上基本足够医者开启初步的临床实践。而优秀的医者可以通过学习五十大族药物来掌握实体之德的规律，这样便可以触类旁通进行更多的药物扩展和发掘，正如阿育吠陀一直重申：“不可能谈论到所有的药物，因为世间没有任何一种实体不是药。”（《遮罗迦本集》Ⅰ, 27, 330）

对事物产生分类意识是古代人类理性认知发展的一大标志，也是一种文明及一门学科能形成系统化架构的重要基础。分类的意义在于认识与运用。前者如亚里士多德的分类学，目的是

① 江纪武:《世界药用植物速查辞典》，中国医药科技出版社，2015年。

加深人对事物本质的理解。后者则强调实用，以借助事物的属性和特征使之能服务于人类的实际利益，阿育吠陀便持有这种立场。阿育吠陀的药物分类法依赖于它的医学哲学理论，然而分类法本身也是医学哲学理论的建立过程，两者互为因果关系。

第三节
疾病的治疗

如前文所述，阿育吠陀认为疾病是因一系列紊乱而生，治疗的核心则是一种平衡之术。在《遮罗迦本集》总论第十六章中有述：

> 实施相应的措施去恢复身体的平衡就是对疾病的治疗，治疗的目的是弃绝那些造成的不平衡的因素，并追求那些能创造平衡的因素。

三大医典的治疗论一章均被命名为“Cikitsāsthāna”，其中“cikitsā”的字面意思是“调查”或“探索”。阿育吠陀采用这一词来表示对疾病的治疗，其深层含义即确诊出疾病的特性后，找出针对性的方法去实施管控或调整。就方法论而言，并不限于物质的药品这一种形式，而是相当多样化的。只要这些手段可以帮助重建人体的平衡，或者能够为人体健康提供价值，那么它们就是治疗方式的一种，又或者说它们就是药物。

既然治疗的目的是平衡的重建，那么治疗的核心方法就是掌握“实体之德”（dravyaguṇa）。其中，“实体”的概念可以囊括宇宙中的任何一项自然事物，绝不仅限于植物、动物、矿物这类物质实体，还包括了生活空间、气候、时间、地理、行为、情绪、意识等诸多范畴。这里也可以看到阿育吠陀对胜论派的继承，譬如环境就是句义所说的“方”（dik），气候或时间对应着“时”（kāla），情绪对应着“意”（manas），意识对应着“自我”（ātman），这些实体都具有各自可被利用于疾病治疗的“德”。而阿育吠陀的“德”虽然在概念上也指实体的固有性质，但其具体内容却比六派哲学中的任何一方都要丰富。

按照阿育吠陀的理论，实体的主要性质可分成相互对立的十组，即总共有二十种德。这二十种德在《遮罗迦本集》和《妙闻本集》中往往是以缩略的形式被提及的，但并非因其无关紧要。相反，正是因为二十种德在阿育吠陀方法论中处于相当核心的地位，因此被默认为是医者已经具备的常识。在《八支心要集》原典中便有一段对二十种德的简述：“重、慢、冷、油、滑、致密、软、不动、精微、清晰这十种属性以及它们的相反性质，被称为物质的二十种德。”（《八支心要集》Ⅰ，1, 18）结合三大医典相关内容讨论，可将这二十种德及其对道夏与阿格尼的影响整理如下：

表4.3 阿育吠陀中物质的二十种德及其作用

组	德（guṇa）	瓦塔	皮塔	卡法	阿格尼	作用（karma）
1	重（guru）	↓	↓	↑	↓	促营养、增重、使人昏沉、嗜睡
	轻（laghu）	↑	↑	↓	↑	机敏、浮躁、助消化、减重

续 表

组	德（guṇa）	瓦塔	皮塔	卡法	阿格尼	作用（karma）
2	惰（mañda）	↓	↓	↑	↓	行动慢、放松、迟钝、懈怠
	锐（tīkṣṇa）	↑	↑	↓	↑	提升敏锐、悟性、引发溃疡、穿孔
3	冷（śīta）	↑	↓	↑	↓	产生冷、麻木、收缩、恐惧、昏迷
	热（uṣṇa）	↓	↑	↓	↑	热量、净化、扩张、炎症、愤恨
4	油湿（snigdha）	↓	↑	↑	↓	增加湿润、润滑、活力、慈悲心
	干燥（rūkṣa）	↑	↓	↓	↑	降低湿度、促吸收、便秘、紧张
5	光滑（ślakṣna）	↓	↑	↑	↓	增加光滑、包容心、关爱
	粗涩（khara）	↑	↓	↓	↑	造成干裂、僵硬、粗心
6	致密（sāñdra）	↓	↓	↑	↓	促进坚固、强度、密度
	液态（drava）	↓	↑	↑	↓	溶解、液化、促体液分泌、同理心
7	软（mṛdu）	↓	↑	↑	↓	产生柔软、松弛、温柔、关爱
	硬（kaṭhiṇa）	↑	↓	↑	↓	增加硬度、力量、僵化、固执
8	静态（sthira）	↓	↓	↑	↓	促进稳定、支撑、制约、信任感
	动态（cala）	↑	↑	↓	↑	增加运动、抖动、不安、不信任感

续表

组	德（guṇa）	瓦塔	皮塔	卡法	阿格尼	作用（karma）
9	精微（sūkṣma）	↑	↑	↓	↑	增加情绪与感觉
	粗大（sthūla）	↓	↓	↑	↓	造成堵塞与肥胖
10	清透（viśada）	↑	↑	↓	↑	使人平静、独立、转向
	浑浊（picchila）	↓	↓	↑	↓	促进骨愈合，引起不净和无明

《素问·阴阳应象大论》曰："阴阳者，天地之道也，万物之纲纪，变化之父母，生杀之本始，神明之府也。治病必求于本。"与中医的阴阳二元论类似，阿育吠陀也认为两两对立的二十种德是宇宙雄性力量与雌性力量的展现，它们反映着五大元素在不同实体中的比例形式。举例来说，如果一个实体主要是由地元素构成，那么它往往就是"重"的；如果实体中的空元素很多，那么它就表现出"轻"的属性。实体的二十种德会显现在三道夏、组织系统、排泄系统、消化系统等机能体系中。而阿育吠陀的药理学、饮食法和治疗理论方面的概念，都建立在这二十种属性相互作用与相互反应的基础之上。

1. 药物的性质范畴

在药理学方面，《妙闻本集》总论第四十章中记载了一场发生于古代医者之间的药理学的思辨讨论，讨论的主题是药物究竟是通过它的哪一部分来起到治疗作用的。由此，阿育吠陀关于药物作用原理的五个范畴被提出：

（1）实体（dravya）

药物作为实体本身而存在，不论实体具有哪种“德”，均依附于药物的“实”的固有恒久性。实体能被全部五官所感受，正如制剂也是依靠药物的“实”作为质料因。实体可以通过“德”而产生“业”（作用），即便“德”与“业”可以引发现象，但永远无法离开实体而独立存在。“实”“德”“业”是一组三位一体的集合，其中最主要的是“实”本身。

（2）六味（rasas）[①]

六味即实体被舌头这一感觉器官接触时，人所经验到的味道。“六味学说”是阿育吠陀医学中常常提及的一个重要理论，它涉及对药性的识别与判断。阿育吠陀把物质的味道分为甘、酸、咸、辛、苦、涩六种（《遮罗迦本集》Ⅰ, 26, 40），它们同样分别由五大元素中两两不同元素组合所成。阿育吠陀认为可以根据味道所代表的元素特性来调节三种道夏，见表4.4：

表4.4　六种味的组成与对三道夏的作用

六种味	组成元素	瓦塔	皮塔	卡法
甘（madhura）	地、水	↓	↓	↑
酸（amla）	地、火	↓	↑	↑
咸（lavaṇa）	水、火	↓	↑	↑
辛（kaṭu）	火、风	↑	↑	↓
苦（tikta）	风、空	↑	↓	↓
涩（kaśāya）	风、地	↑	↓	↓

① “rasa”一词在七大组织系统中指“血浆组织”，在描述实体时指实体经舌头品尝后产生的“味道”。

（3）后消化效应（vipāka）

后消化效应即六种味经过中央胃火处理后对道夏所产生的影响。妙闻氏认为后消化效应只分为两种：一种是“重的”，如甘味的效应，即现代医学所说的合成代谢（同化作用）；另一种是“轻的”，如辛味的效应，即分解代谢（异化作用）。但在《遮罗迦本集》中，阿提耶学派认为酸味也可以作为一种消化后的结果，所以六种味被消化后的影响可以整合为甘效应、酸效应和辛效应三种。虽然这种后消化效应也是用味道来形容的，但它们无法通过舌头感知，是一种发生于内在有机层面的精微效应，其对身体的影响比六种味的力量更直接。（见表4.5）

表4.5　三种后消化效应对三道夏的作用

后消化效应	来源	瓦塔	皮塔	卡法	作用方向
甘效应（madhura vipāka）	甘、咸	↓	↓	↑	合成代谢
酸效应（amla vipāka）	酸	↓	↑	↑	
辛效应（kaṭu vipāka）	辛、苦、涩	↑	↑	↓	分解代谢

（4）效力（vīrya）

包括六种味在内，被摄入后都会产生八种效力，即软、锐、重、轻、油湿、粗涩、冷、热（《遮罗迦本集》Ⅰ, 26, 64），而其中最主要的效力表现是冷与热这两种形式。甘、苦、涩这三种味是冷性的，而酸、咸、辛三者则是热性的。有阿育吠陀学者认为这两种效力是药物能够区别于普通食物的关键，食物也具有六种味，但药物则是那些能产生明显冷热效力的物质[1]。这种效力作用往往又强于后消化效应，对人体的作用效果也更为深远。

表 4.6　两种效力对三道夏的作用

效 力	来 源	瓦塔	皮塔	卡法
冷（śīta）	甘、苦、涩	↑	↓	↑
热（uṣṇa）	酸、咸、辛	↓	↑	↓

（5）特有效力（prabhāva）

特有效力（《遮罗迦本集》Ⅰ, 26, 67）即物质特有的个体差异，这种差异会使得属性接近的两种物质也可能产生截然不同的效果，即便它们具有相当类似的味道、后消化效应或效力。例如柠檬是酸味的，然而它被服用后却没有产生酸味应有的热效力，反而呈现出冷效力。另如酥油和牛奶都是甘味的，后消化效应类同，也都能产生冷的效力，但牛奶却没有酥油那样促进消化之火的能力。这些特殊的物性无法被现有的理性规律所总结，而是由前人长期的实践经验所得出。物质的特有效力在作用覆盖力上是最强的，即特有效力强于效力，效力强于后消化效应，后消化效应又强于六种味的表层作用。

在观念设定上，阿育吠陀与中医理论中的“四气五味”理论非常接近。阿育吠陀六味的概念是古代医者在解释药性问题时探索出的第一层范畴，依据五大感官中的舌所对应的“境”而建立，中医也同样使用“主以药效，参以口尝”的原则确立

① Acharya Balkrishna. *A Practical Approach to the Science of Ayurveda: A Comprehensive Guide for Healthy Living*. Twin Lakes, Wisconsin: Lotus Press, 2015, p. 106.

了五种药味（辛、甘、酸、苦、咸）。《素问·脏气法时论》中也提到了不同的味各自具备的功效，如“辛散、酸收、甘缓、苦坚、咸耎（软）”。同时，阿育吠陀的后消化效应宏观上把味分为加强（重的）与减弱（轻的）两种作用，中医理论也认为味有阴阳之分，如《素问·阴阳应象大论》所云：“气味辛甘发散为阳，酸苦涌泄为阴。”在药性方面，阿育吠陀的药物的效力有冷与热两种，而中医药物理论中“四气”（寒、热、温、凉）的概念同样也建立在冷与热对立的基础之上，两者均十分重视物质赋予人体寒热变化的作用倾向。

阿育吠陀认为药物本身与药物性质范畴都是使其能施效于人的关键要素，它们之间是相辅相成、互为因果的关系，药物的疗效是这几种因素共同作用的结果。但阿育吠陀在根本立场上与胜论派对“实”的强调保持高度一致，主张药物的实体是药性产生的根本：

> 没有效力的存在就不会产生后消化效应，没有味道的存在则不会有效力，没有实体就没有味道，故实体是最主要的。实体与味自存在以来就是互相依存的范畴，如同肉体与精神之间相互依存的关系。八种效力也是依存于实体，而非依存于味，因为六味本身也是属性。五大所成之肉体所消化的对象是实体，而非六味。因此在上述范畴中，实体可谓最胜者，其余均应视为实体的附属。[1]

[1] Bhishagratna K. *An English Translation of the Sushruta Samhita Based on Original Sanskrit Text, Volume I*. Calcutta: Kashi Ghose's Lane, 1907, pp. 372–373.

阿育吠陀承认六味、效力、后消化效应这些要素是实体能作用于现象的直接原因，但又认为它们仅仅是实体性质方面的范畴，绝不能替代作为根本原因而存在的实体。人需要通过性质范畴来经验药物的效果，如“声是耳所把握的对象”（《胜论经》Ⅱ, 2, 21）[①]，但声音只是无常属性而已，它所依附的空元素实体才是恒常本质。如果用胜论派“经验起源说”[②]来解释，即性质范畴依存于实体，但“没有德，不是合与离的因”（《胜论经》Ⅶ, 1, 23）[③]。“没有德”（aguṇavat）是指性质范畴已不能再被其他性质所依存，“不是合与离的因”（samyogavibhāgeśv akaraṇam apekṣaṇam）是指性质范畴并非造成运动或现象的根本原因。

与胜论派的自然哲学观一样，既然“药物也是由地、水、火、风、空五大元素所成”（《遮罗迦本集》Ⅰ, 26, 10），那么药物实体中作为根本原子的五大元素就是恒常的客观存在。这种用自然界本身的因来解释自然的方式带有鲜明且自发的朴素唯物主义色彩，同时也指导着阿育吠陀的用药原则。《妙闻本集》总论第四十一章名为“以物之特性治疗”，详细记述了阿育吠陀是如何基于五大元素来归纳药物的德、味、效力等范畴在人体上的具体应用。其原文内容可整理如表4.7所示：

① 月喜疏著，何欢欢译释：《胜论经》，商务印书馆，2020年，第122页。
② 胜论派“经验起源说”认为所有的哲学观念的产生都有相对应的实在物存在。
③ 姚卫群编译：《古印度六派哲学经典》，商务印书馆，2003年，第32页。

表4.7　五种药性的特征及其用途

药性	特征与效果（plalam）	瓦塔	皮塔	卡法	用途	
地性（pārthivam）	主甘味、略带涩；质地粗厚，易触知，致密，沉闷，不流动，难消化，气味重；可促进体重与强壮度，并有下降性	↓	↓	↑	泻下剂（virechana）、强壮剂（vringhana）	
水性（āpyam）	主甘味，略有涩、酸或咸；呈现冷、湿、滑、惰、液态、软、黏、多汁性；可使机体湿润光滑，结构紧致，并促进排泄	↓	↓	↑		
火性（taijasam）	主苦味、涩味，略带酸、咸；呈现热性、辛辣、刺激性、干燥、轻、色泽鲜明；可使机体产生灼热感，利于消化和破溃，增强视力与气色	↓	↑	↓	促消化剂（dipana）	催吐剂（vamana）、减脂剂（lekhana）
风性（vāyaviyam）	主涩味，略带苦；呈现精微、干燥、粗涩、冷、轻、清透的质地；给机体带来鲜净、清新、轻盈、干爽，提高思维活动、振奋精神	↑	↓	↓	收敛剂（sangrahaka）	
空性（ākāshiyam）	无味，但富有声响；质地极微、光滑、松软、弥漫、多孔；可赋予机体柔韧度、轻盈感、蓬松感	↑	–	↓	镇静剂（samshamana）	

妙闻氏随后对用药原理也做出了进一步解释：

> 具有下泻功能的药物一般是地性和水性的。因为这两性都具有重的特征，自然行向往下，故由此可知泻下剂是因地元素与水元素的重性而带有降下性。催吐剂一般是火性和风性的，二者的轻盈，产生上升力，故可知催吐剂有向上的作用力。同时具有吐泻双重功效的物质，则也同时有上升、下降两种力量。（由此类推）镇静剂依托的是空元素的特质，可安抚与缓解错乱。收敛剂以风性为优，因为风元素具有干涸之力。促消化剂多为火性。减脂剂以风、火两性为胜。强壮剂依托于地、水二者。可如上述所示，通过推理与类比来开具药物处方。①

综上所述，阿育吠陀药物的认识论大体上是一种以理性主义为主导的"哲学式医学"，但其在药物方法论上也同时包含着大量的经验论。关于药物的特有效力这一范畴的提出，指明在既定规则中仍旧存在超越理性思考之限的个例，这种特性只能透过经验主义来消解。如果某一药物的特性已为世代贤者实践经验所证，那么再"从逻辑上质疑其功效就是一种亵渎，因为再合理的逻辑也不能改变事物的本质"②。如此，"实"作为物质的第一性又被再次突显。

① Bhishagratna K. *An English Translation of the Sushruta Samhita Based on Original Sanskrit Text, Volume I*. Calcutta: Kashi Ghose's Lane, 1907, pp. 377–379.

② Bhishagratna K. *An English Translation of the Sushruta Samhita Based on Original Sanskrit Text, Volume I*. Calcutta: Kashi Ghose's Lane, 1907, pp. 373–374.

2. 饮食的治疗与规范

在三大医典中并没有使用特定的术语对药物与食物加以明确的区别。事实上，阿育吠陀在治疗方法上谈论的一直都是对“物”的运用，而后世学者出于医学研究方面考虑才将之译为“药物”。对阿育吠陀而言，既然“万物皆可入药”，那么日常饮食（āhāra）理所应当也是治疗方法论的一部分，因此上述关于药物的五种范畴同样也适用于人的饮食，厨房也即药房。

在《妙闻本集》中记载了一段昙梵陀利对食物疗法的阐释：

> 食物是一切生命之体力、形色与活力素的来源。食物依存于六味，六味又依存于物质。由物质之味、之德、之效力、之后消化效应转化产生的道夏增减为机体带来动态平衡。生存不可不依于食物，它是成长、力量、健康、感官的源泉，甚至是梵天等神圣众生起源与消亡的原因。不规范的饮食会导致不健康。饮食分为四种，包括食、饮、含、嚼。食物含有各种各样的物质成分，烹调制备的方法也有多种，效用也不尽相同。医者若不能了解每种食物的性质范畴，那么面对疾病则无能为力。①

阿育吠陀认为饮食的“不规范性”（vaishamya）是引发疾病的一大诱因，与之相对的方法论便是形成所谓“规范”的饮食方式。阿育吠陀将能杜绝疾病、保持健康的正确食事规范称为

① Bhishagratna K. *An English Translation of the Sushruta Samhita Based on Original Sanskrit Text, Volume I*. Calcutta: Kashi Ghose's Lane, 1907, pp. 469–470.

“pathya”（《遮罗迦本集》Ⅰ, 25, 45–47），主要包含以下几个方面：

（1）根据个体体质选择食物

譬如卡法体质的人应少吃甜食，因为甘味属重性、冷性，会导致卡法激化进而可能引发肥胖问题。相反，瓦塔体质的人则适合多摄取甜食，以抵消瓦塔过多而潜在的健康隐患。这种思路基本与《素问·至真要大论》所说的“衰者补之，强者泻之”的原则相一致，也即现代西医学中的对抗疗法（Allopathy）。然而，阿育吠陀也提出有“绝对有益”之物的存在，“诸如酥油、水、牛乳和米饭这类食物”。阿育吠陀认为这些食物的“实”与人体之间具有天然的亲和性，因此不论对哪一种体质的人来说都是有利的食物。

（2）选择品质佳的食物

选择的食物应当为新鲜洁净的，不宜食用含杂质的、烹调失败的、长时间搁置的、发臭或无味的食物。即便已经变冷但又被重新加热的食物也不宜食用，因为这样的食品已“不可视为具有同样滋味之物”。另外，优先选择稍带油湿性、温热性、流动性的食物，这些食物往往易于消化。

（3）适当的食量

食量过少，会导致匮乏感与身体衰弱。食量过多，则会引发懈怠、钝重、腹胀、肠鸣等不适。在这一部分还存在一个类似于“体液饱和量”的模糊概念，以“añjali”（《遮罗迦本集》Ⅳ, 7, 15）为计量单位。阿育吠陀认为胃的容量大约是三个“añjali”，而理想的一餐食量应使固体食物占据胃容量的三分之一，液体部分也占据其一。剩余的一个“añjali”单位应留给气体，这样才能让食物和水分在胃腔中留有被搅拌的空间，利于消化之火的运作。为减轻胃部负担，在下咽之前也需进行充分的咀嚼（khāditam）。

（4）适当的进食时间

在阿育吠陀中有一句偈文为“Kāla bhojanan-Ārogya karaṇam”[①]，意思是“健康无病的生活良方即是在合适的时机进食”。阿育吠陀认为，一天中的不同时段由不同的道夏之力所主导——下午与后半夜具有瓦塔之力，正午与午夜具有皮塔之力，上午和上半夜则由卡法力量主导。不同体质的人需要采纳不同的用餐时间。例如，皮塔体质者宜将午餐时间提早，以避免在正午进食时可能引发的皮塔过盛。此外，进食时机也应当选择在饥饿感出现时、前一餐充分消化后、无嗳气、无沉重感或在排泄后等。

（5）洁净的饮食环境

不论是食物储存场地、烹调环境、盛放器具，都需要保持卫生，而且用餐场所应选择环境愉悦、宽广、吉祥、有良好装饰的清静之地。人在用餐时，应端坐，专心于品食，不为他事所扰。

（6）避免食性相克

与中医理论中存在着“十八反”这样的配伍禁忌一样，阿育吠陀同样认为在饮食搭配上需要注意不同食性之间可能产生的毒副作用。《妙闻本集》总论第二十章集中讨论了食物之利弊

---

① Acharya Balkrishna. *A Practical Approach to the Science of Ayurveda: A Comprehensive Guide for Healthy Living*. Twin Lakes, Wisconsin: Lotus Press, 2015, p. 168.

这一主题，包括食物合用、烹调方式、分量配比与六味之间可能发生的冲突等问题所引发的毒害性。妙闻氏在此章总结道：

> 在饮食上如不注意味、效力、后消化效应等方面存在的不相容性，便会招致疾病折磨、感官衰弱，如不能将这些紊乱排出体外，那么最终将迎来末日。这些由饮食不相容性导致的疾病，可以使用泻下剂、催吐剂、中和剂等有效之物加以治疗。[①]

3.“潘查卡玛”——五种物理排毒法

阿育吠陀应对失调病素的方式可概括为两个治疗原则——中和或清除。中和法即借由性质相反的实体去平衡病素，使疾病得以缓解。但如果疾病的根源仍旧大量存在，那么则需要采取额外的措施为病素创造更多离开身体的出口，以便将其彻底根除。阿育吠陀将临床手段中的五种排毒疗法称为“潘查卡玛”（pañcakarma）（《遮罗迦本集》Ⅰ, 2, 14），包括催吐法、泻下法、净鼻法、灌肠法与放血疗法。

（1）催吐法（Vamana）

阿育吠陀认为催吐疗法是消除体内多余卡法的首选，因为卡法主要的寓所是胃部，就近从口腔排出无疑是最有效率的。同时催吐法也有助于缓解上行至胃部的多余皮塔。《遮罗迦本集》以甘草、羊蹄甲、红花玉蕊、红瓜、大叶野百合、土牛膝等十类草本植物作为催吐剂成分的代表。另外，阿育吠陀也常

---

① Bhishagratna K. *An English Translation of the Sushruta Samhita Based on Original Sanskrit Text, Volume I.* Calcutta: Kashi Ghose’s Lane, 1907, p. 191.

采用山石榴混合菖蒲与甘草，或者直接使用高浓度的盐水来催吐。催吐疗法适合卡法主导的疾病，例如咳嗽、感冒、消化不良、水肿等。

（2）泻下法（Virechana）

泻下法主要针对的是机体中多余的皮塔，同时也能在一定程度上释放卡法。能辅助泻下的代表性药物有印度马兜铃、牛角瓜、蓖麻、嘉兰、斑籽、白花丹、全叶榆、蒿状大戟、沼菊等。这种疗法适用于由皮塔激化所引发的症状，如皮肤病、炎症、慢性发热、痔疮、黄疸等。

（3）净鼻法（Nasaya）

也有学者将这种疗法称为“头部净化”或“催嚏法”，但严格来说“nasaya”一词的词根来源于梵语的“nakra”（鼻子），所以译为“净鼻法”更为贴切。其他两种译法也有其合理性，因为这种疗法在手段上不仅涉及鼻部或头部的按摩，也包括鼻腔给药、引嚏与头部症状改善。从底层逻辑上看，阿育吠陀认为鼻腔是通往意识的门户，因此该疗法针对的主要对象是以鼻腔为通道的生命气（prāṇa）。净鼻法适用于改善因生命气紊乱而引发的精神错乱、嗜睡、头痛、癫痫、嗅觉丧失、鼻塞、鼻炎等问题。与前两种治疗方式不同，净鼻法不针对某一种道夏。例如雷公根这一泻下药也可以经磨粉后通过鼻腔吸入，从而治疗卡法紊乱。同理，以酥油按摩鼻腔可压制过盛的瓦塔，用有清热效果的芦荟汁则可压制皮塔。

（4）灌肠法（Bastī）

梵语的“bastī”一词原义指动物的膀胱，因古代医者最开始存在用动物膀胱制作灌肠器的情况，后来渐渐就变成灌肠疗法的代名词。灌肠法分为两种：其一是“anuvāsana”，因其使用的均是油性物质，所以又被称为油性灌肠；另一种“nirūha”则是通过煎煮草药制成的汤剂来灌肠，一般不含油性，所以也被表述为非油性灌肠。由于直肠部位是瓦塔的聚集地，灌肠疗法被阿育吠陀视为抑制或排出过盛瓦塔的良方，可治疗便秘、胀气、风湿、关节炎（骨组织也多含风元素）、神经功能失调、身体消瘦等。

（5）放血疗法（Rakta-mokṣa）

在《遮罗迦本集》中，两种灌肠法是被分而列之的，占潘查卡玛五疗法中的两种。而基于潘查卡玛是一种关于病素通道的理论，现代的阿育吠陀医者一般也会把《妙闻本集》中的放血疗法加入其中。如前文所述，《遮罗迦本集》对外科手术存在一定程度的回避态度。虽然它也承认诸如“切除、切开、穿刺、截断……”（Ⅰ, 11, 55）等外科手法有其合理性，但关于放血这一手段几乎没有加以描述，仅仅只提到了“水蛭（jalaukā）是最佳的外科用具”（Ⅰ, 25, 40），也可见《遮罗迦本集》并不青睐于锐器。而《妙闻本集》不仅将“水蛭吸血疗法”专门立为一章，其多次讨论的刺络法本质上也属于放血疗法的一种，这类疗法的思路建立在妙闻氏所说的“血液是第四种道夏”的理论之上。由于皮塔在血液中大量存在，可通过局部、适量地刺络放血排出皮塔，以治疗诸如肿疡、皮肤瘙痒、痤疮、荨麻疹、湿疹、白癜风等疾病。

总体来说，潘查卡玛的治疗逻辑不仅仅是简单地将毒素驱除体外，它至少还包括了一种关于生理通道净化的理念。催吐法净化的是胃部，泻下法净化肠道，放血法净化血管，在毒素排出的前提下让机体自行修复，亦方便后续药物或饮食被机体充分吸收。而净鼻法与灌肠法二者则是直接以这些生理通道为路径的给药手段，可让药物最快地直达患处。

4. 养生与保健

作为一门讨论生命知识的学科，阿育吠陀所关注的生命问题广泛而深刻。从哲学层面上看，其必然包含形而上与形而下两个维度。阿育吠陀宇宙生成观、人体认识论、性质范畴等学说均属于形而上层面的探讨。而对于形而下的部分，则是指具体的生、住、坏、灭等人类生存无法回避的问题。

正如昙梵陀利所说的那样，阿育吠陀的目的在于"医罹病者之病，使健康者维护其健康"[①]。因此，疾病的解释与治疗是一方面，而另一方面则是如何去维系与促进健康，这便涉及了阿育吠陀的养生与保健。

"养生"的概念对于中国人来说并不难理解。在中国传统哲学中早有"摄生"一词的存在："摄生亦称执生，指保持生命"[②]，泛指安顿与延长生存之境遇，尽可能远离坏灭之相。以阿育吠陀的角度来看，不论是养生保健还是寿命延长不外乎是三种道夏能量之间的平衡艺术——瓦塔之风带来生命的运动力，皮塔之火负责消化代谢与营养供给，卡法实现机体的生成与稳固。然而，即便三道夏已经是一组足够抽象的能量概念，阿育吠陀仍然认为它们是宏观的，或者说还不够微观。如果要讨论

① Bhishagratna K. *An English Translation of the Sushruta Samhita Based on Original Sanskrit Text, Volume I.* Calcutta: Kashi Ghose's Lane, 1907, p. 6.

② 张岱年主编：《中国哲学大辞典》，上海辞书出版社，2014年，第113页。

养生保健之法，则需要进一步分析生命现象的更深层的运作机理，得知三种道夏在更为精微的尺度上究竟表现为什么。因此，在阿育吠陀中还存在着三种生命精华素的概念。

（1）生命气（Prāṇa）

“生命气”的概念雏形最早出自《梨俱吠陀》（X, 168, 4）中“众神的呼吸”[①]一颂。在最开始，不论是《梵书》还是奥义书中，表示呼吸与生活机能的“prāṇa”经常与表示“我”的“阿特曼”（ātman）并列使用，两者的含义几乎是融为一体的。阿特曼是内在于prāṇa之中的，而prāṇa的综合就是身体，身体与prāṇa不可分离。例如，在《慈氏奥义》（Ⅵ, 19）中就把prāṇa称为“生命我”[②]，《蒙查羯奥义书》（*Muṇḍaka Upaniṣad*）（Ⅱ, 1, 8）说“生命之气”自“彼”（阿特曼）而生[③]，《大林间奥义书》（*Bṛhadāraṇyaka Upaniṣad*）（Ⅱ, 1, 20）也说：“如蜘蛛以丝而上缘，如星星火花自火而上射，由此‘自我’而生一切气息……”[④]换句话说，古印度文化中的生命气prāṇa是指一种维系生命所在的根本元气，并且“呼吸与风是关联的”（《梨俱吠陀》X, 16, 3）[⑤]。

从医学的角度出发，阿育吠陀认为生命气是瓦塔道夏的纯粹精华。它起始于头部，是维系基本呼吸功能与体内循环的精

---

① 林太：《〈梨俱吠陀〉精读》，复旦大学出版社，2008年，第220页。
② 徐梵澄译：《五十奥义书（修订本）》，中国社会科学出版社，1995年，第459页。
③ 徐梵澄译：《五十奥义书（修订本）》，中国社会科学出版社，1995年，第691页。
④ 徐梵澄译：《五十奥义书（修订本）》，中国社会科学出版社，1995年，第546页。
⑤ 林太：《〈梨俱吠陀〉精读》，复旦大学出版社，2008年，第170页。

微能量，同时也负责统筹一切运动功能、感觉功能，以及大脑的全部高级活动，包括心识、记忆、思维与情感等。身体的诸多天然生物本能，也经由生命气自然呈现。以现代阿育吠陀医者的话来说，普拉那精微到能够主导“细胞层面的本能智慧”，例如一个人如果缺乏矿物质，这种“本能智慧”可能会使得此人有吃土的冲动。阿育吠陀认为，人在呼吸之时就是在与宇宙沟通能量，以生命气为媒介，摄取源自梵的生命精华。

（2）活力素（Ojas）

阿育吠陀中的“ojas”一词究竟最初源起何处暂不得知，然从近代开始便被一些研究瑜伽派理论的学者所谈论。在汉译方面，徐梵澄在研究印度近代著名哲学家室利·阿罗频多（Sri Aurobindo，1872—1950）的瑜伽实践理论时，将其中提及的“ojas”译为“神光”[①]。由于其含义的高度抽象，有学者主张直接将其音译成“奥佳斯”，也有学者比较巧妙地借助中医语境将其译为“元精”。笔者认为最为直观的还属廖育群所译的“活力素”，它将“ojas”所代表的生物功能性直观地呈现出来。

《遮罗迦本集》总论第三十章有述：

> 以心脏为根，十大血管的脉动将活力素送及人体全身。丰沛的活力素维系着人的生命本质，它是进入胚胎的原初精华，也是滋养胎儿发育的精华。它是位于心脏的生命维持剂，它的衰亡意味着生命体的衰亡。身体组织的建构也以活力素作为营

① 孙波：《室利·阿罗频多精神哲学菁华引得》，《北京大学学报》（哲学社会科学版）2019年第56卷第5期，第113—121页。

养剂，同时组织代谢时也能形成活力素本身，进一步发挥多种功能效果。

《妙闻本集》总论第十五章也说：

现讨论身体之所以能具有力量（bala）的原理及其衰弱时的特征。从血浆至精液这七大组织的代谢精华就是活力素，它是身体力量的源泉，能使机体筋肉强健、发育完整，可无障碍地活动，声色明朗，内外器官得以正常运作。①

活力素发源于心脏，通过血液循环为身体提供养分。而前文所述血管又被《遮罗迦本集》喻为“大成果之容器”，这里的“大成果”便体现了活力素在生命体中扮演的角色，它是一种周遍含摄、体无不在的力量补给型精华。这种精华在胚胎发育时期已由母体传递给胎儿。

阿育吠陀认为活力素具有“苏摩的性质”（somātmakam）②，对应道夏中的卡法。其富含冷、湿、静态之性，有助于身体组织的生成与成长；另一方面，活力素又有流动、柔软、光滑之性，使其能经由脉道流动滋养全身。如果人体中的卡法加剧，活力素便会被卡法所稀释和取代，引发关节松弛、全身倦怠、四肢麻木等卡法类症状；由于生命气也以活力素为寓所，因此一旦活力素被过量衰耗，瓦塔则乘虚而入，人会出现恐惧感、

---

① Bhishagratna K. *An English Translation of the Sushruta Samhita Based on Original Sanskrit Text, Volume I.* Calcutta: Kashi Ghose's Lane, 1907, p. 130.

② 这里的“soma”是指月亮的能量。

身体消瘦、感官丧失、意识不清等瓦塔类症状。

通过阿育吠陀医典的原文解释，活力素基本上可视为一种营养学概念。阿育吠陀认为它是新陈代谢最纯粹的表现形式，或是食物被正常消化、吸收后出现的最终产物，为生物合成提供质料因。从这种含义上看，也不难理解为什么有部分西医学者会将活力素解释为生物学中的“蛋白质”。另一部分持反对观点的学者认为两者不能等同，因为活力素只是生命精华的其中之一。

（3）势力素（tejas）

《妙闻本集》原典中以“āgneya”一词来表示一种关于火与热的精微生命要素，但在近现代出现的阿育吠陀研究文献中，渐渐开始惯用“tejas”取而代之。虽然“tejas”在诸多语境中表示五大元素中的火元素。但它不足以体现火之生命精华这一概念。因此，采用“势力素”这一称呼便能很好地将其与普通的火元素区别开。“势力素”这一中文译名同样来自廖育群，借由大地原诚玄的日译本《妙闻本集》(《スシュルタ本集》，1971）的内容汉化而来。《妙闻本集》对势力素的解释如下：

势力素具有火性，存在于徐徐燃烧的组织之中，为具有脂泽性的膏质（vasā），在妇人中尤其明显。因此物质体软、细肌理、毛软而少、意志力坚固、视力强、消化良好、艳丽，有美光。因涩、苦、冷性，无脂性及不消化性的食物，生理性冲动的抑制，过度的性交、运动、疾病等，而使此膏质恶化。在膏质弛缓状态下，皮肤变粗、颜色变恶、出现疼痛、光辉丧失。

在其衰耗状态下，视力、消化力与体力衰弱。[1]

势力素是皮塔道夏最为纯粹的精华，“膏质”是指其在人体中的表现形式，近似于蛋白质被代谢后生成的脂肪类物质所产生的功能。但势力素并不是一种具体可见物质，而是比生物火阿格尼还要精微的“火”，如果说阿格尼是组织层面的火，势力素则是分子层面的火。当势力素过多时，会燃耗活力素，又会让生命气过激，引起组织的退化性紊乱；如果势力素过少，活力素主导的组织生成过程就得不到抑制，将引发额外的组织增生，最终也将阻碍生命气的流动。

阿育吠陀三种生命精华的互动关系基本与三道夏之间的关系是一致的。不论哪一种精华出现变化都会造成一系列连锁反应，只是这个过程发生在更为精微的层面。如果说治疗疾病是解决道夏平衡问题，那么保健养身、延年益寿就是管理三种精微生命精华层面的问题。不合理的膳食、不良的生活习惯、负面的心理状态等，皆会引发三种生命精华的失衡，影响生命质量。其中，饮食的相关规范在本章第三节已介绍，现列举阿育吠陀经典中提到过的正确生活方式以供参考，见表4.8：

① 廖育群:《阿输吠陀——印度的传统医学》，辽宁教育出版社，2002年，第117页。

表4.8 阿育吠陀的日常养生保健准则

类 型	行为规范
身体卫生	·起床后排便 ·每日沐浴 ·勤清洁面部、眼睛、口鼻、排泄道 ·勤剪指甲，理发 ·衣着整洁得体 ·饭前、饭后洗手 ·饭后刷牙 ·运动适度、休息充分 ·性生活有节制 ·不抑制咳嗽、哈欠、喷嚏、打嗝、矢气、排泄与射精等本能冲动 ·咳嗽、打哈欠或打喷嚏时应捂住口鼻 ·避免过度使用感觉器官，也不可荒废某一器官 ·避免长时间注视太阳、日食 ·避免长时间暴露在雨雪、寒风、热浪、沙尘、烈日下 ·避免接触陌生的犬或野生动物 ·避免让陌生人进入家中，不吃陌生人给的食饮 ·避免将手伸入任何地洞中 ·避免独自前往未知之地 ·避免长时间坐在坚硬的物体表面上 ·避免长时间站立时锁死膝盖 ·提重物时小心，不可头顶重物 ·根据个人体质与道夏变异情况选择食物 ·不可沉溺于药物或酒精
作息安排	·在日出前醒来 ·黎明和黄昏这两个时段不进食、睡觉或行房 ·不在日食期间行房 ·不在饭后立即行房 ·着装洁净、符合时节 ·晚上10点前入睡

续 表

类 型	行为规范
心理建设	· 避免恐惧、紧张、贪婪、依恋、忧虑等负面思维 · 克制冒进、愤怒、暴力或其他极端冲动 · 在成功与失败之间保持平衡的心态
行事道德	· 尊重大师、长者、国王、医者、宾客 · 以诚善待友，与不善者保持距离 · 对处于困顿之中者尽量给予尊重和帮助 · 认真听取他人意见，也积极给予他人建议 · 以宽容之心面对苛责之言 · 不背后议论他人 · 不妄言，不恶语 · 避免参与不必要的争吵 · 处事避免走极端，立于中庸之道为妙 · 尊敬自然，爱护环境 · 以慈悲之心善待众生，包括动物甚至昆虫 · 食物足以饱腹则不再猎杀动物
鬼神崇拜	· 尊重神明、婆罗门、牛 · 避免踩踏、坐立于他人坟墓上 · 避免踩踏他人的影子 · 起床时做祷告 · 勤以虔诚心进行供奉、祭祀与敬拜

阿育吠陀把这些日常生活准则称之为“Dinacaryā”，即“日常养生”。阿提耶尊者对此总结道：

遵循这些引领健康的善规，人便可绝无异议地长寿至百岁。这样的人将收到圣人的赞扬，誉满天下，获得美德、福祉与众生的善待。最终，因其高尚的行为升入圣洁之地。因此，所有

人都应该持此规范。(《遮罗迦本集》Ⅰ, 8, 30–33)

一方面，养生行为准则中诸如人际关系的处理、爱护动物与自然、泛灵论或是对鬼神力量的敬畏等属于婆罗门思想所倡导的人伦道德与宗教信仰，这一部分内容的价值意义体现在社会学层面。另一方面，基于之前讨论过的种种与疾病或养生相关的概念体系，大部分行为准则都可以找出其背后所依据的理论。例如，清洁口鼻是为了保证生命气通道的畅通无阻；节欲的目的是防止七大组织之一的精液外泄过多，耗损活力素；久处于寒风中会削弱势力素，导致消化不良。这些均是建立在阿育吠陀的宇宙观、身体论或物性学说所把控的理性主义之上，也就是阿育吠陀一直在反复重申的“依理治疗”(yukti)。

这种“依理治疗”原则还体现在阿育吠陀关于“时间”(kāla)这一范畴的考量上。与胜论派哲学一样，阿育吠陀同样把“时间”视为一种特殊的实体。虽然胜论派说时间不具有特定的德，但阿育吠陀认为时间的先后之分、自然节律之更替同样对应着宇宙能量的变化。因此，保健与养生不仅建立在日常对24小时的作息管理上，还应拓展至对一年四季能量的掌控，即阿育吠陀所说的“季节养生”(Ṛtucaryā)。在《遮罗迦本集》总论第六章中，阿育吠陀依据气温(火)与大气湿度(水)，将一年划分为“两类六季”(《遮罗迦本集》Ⅰ, 6, 4)。《妙闻本集》关于季节的划分内容同样位于其总论第六章，划分方式几乎与《遮罗迦本集》无异。

表4.9　六个季节与三道夏的关系

季节划分		特征	瓦塔	皮塔	卡法
脱水季（ādāna）	晚冬（śiśira）	冷、潮	–	–	蓄积
	春（vasanta）	微暖、温和	–	–	激化
	夏（grīṣma）	热、锐、干	蓄积	蓄积	减缓
补水季（visarga）	雨季（varṣā）	湿、冷、多风	激化	蓄积	–
	秋（śarad）	湿热	减缓	激化	–
	早冬（hemanta）	冷、重	–	减缓	蓄积

表4.9展示了阿育吠陀理论中不同季节对道夏产生的影响，行养生之法需要按照个人体质与道夏变异情况来灵活地调整起居饮食。但需要注意的是，参考时应结合印度本土地区的地理气候特征来分析，毕竟这种季节认知局限于《遮罗迦本集》与《妙闻本集》的发源地——印度西北部以及印度中东部地区。就其对时节与健康关系的清晰理解来看，确实称得上是古人对自然环境之理性研究的宝贵智慧成果。

在养生与保健部分，医者与患者的角色合二为一。个体自身可以成为医者，借助对实体之德的理解，通过顺应四时、食饮规范、净化排毒、行为节制等方法来实现对自我身心灵的治疗与保健。同时，阿育吠陀所奉行的养生之道也并不是一种如何精致利己的生活诀窍，而是一种如何正确与自然、社会、宇宙进行能量互动的方式方法。其在行为规范上所主张的“依正法（dharma）行事”、以正义感、慈悲心来对待众生的生活立场，蕴藏着不容忽视的吠陀式人文关怀，对当今社会的精神文明建设具有借鉴意义。

第五章

阿育吠陀与瑜伽哲学

公元前2500年，印度河文明已在信仰、思辨与实践这三个方面有了初步的探索，力求理解人与神、人与自然之间存在的某种神秘联系。在考古学界从摩亨佐达罗遗址挖掘出的古硬币中，有一枚雕刻着一尊结跏趺坐，好似正做禅定冥想的神像，其姿势与瑜伽的坐姿完全一致。由此推断，广义上的瑜伽并非起源于公元前1500年左右才出现的雅利安人，而可能远比吠陀时代还早。孙晶教授认为，当时的印度河土著正是以瑜伽修行带来的忘我精神状态来抵抗雅利安人的入侵。而后来吠陀经典中出现“瑜伽”，其实是雅利安人融合了土著的思想，并拿过来加以改造后的产物。[①]

早在吠陀时代，雅利安人开始意识到这种修行方式的特别之处。因涉及对身体和欲望的绝对压制，所以诸如《梵书》(*Brāhmaṇa*)、《森林书》(*Āraṇyaka*)或《罗摩衍那》(*Rāmāyaṇa*)等较早的吠陀经典会把这类修行法视为一种如身体被灼烧所忍受的煎熬般的“苦行”(tapas)。直到奥义书的中期，《鹧鸪氏奥义》(Taittirīya Upaniṣad)开始把这种修行描述为对感官和心意的控制，至此，“瑜伽”(yoga)这一特定术语才正式走上台面。《鹧鸪氏奥义》启用了《梨俱吠陀》中表示“牛马之驭具”的“yoga”一词，引申为人通过驾驭身、心、灵从

---

① 孙晶:《印度六派哲学》，中国社会科学出版社，2015年，第260页。

而能与超自然之间产生一种神秘“联结”，也即汉译佛经中所说的“相应”。到了《摩诃婆罗多》时期，瑜伽的概念被扩展至各种能导向自我证悟的修行法。最终，帕坦伽利所著的《瑜伽经》（*Yoga-sūtra*）将古代各派修行法加以归纳总结，建立了瑜伽派哲学体系。

发祥于古印度的吠陀哲学瑜伽系统如今已风行于世界。自2015年开始，联合国把每年的6月21日设立为“国际瑜伽日”，标志着瑜伽思想已成为一种普及全球的文化现象。作为与瑜伽同根同源、同样以生命为主题的学问，现今的阿育吠陀也因“瑜伽热”的兴起开始逐渐被学界予以越来越多的重视。

一些专业领域的学者已注意到阿育吠陀医学与瑜伽思想之间的密切关系，并开始尝试将两者有效地结合在一起。在西方学界，戴维·弗劳利是该领域探索的先驱，他认为阿育吠陀与瑜伽不仅在哲学思想上一脉相承，并且瑜伽实践本身就属于阿育吠陀主张的疗法之一。维桑特·赖德也表示，两种理论系统在思想上是互相兼容的，学习阿育吠陀可以帮助瑜伽实践者理解他们在修行过程中身体变化的原理。浙江大学王志成教授作为我国“瑜伽中国化”的引领者，直接提出了“阿育吠陀瑜伽”（Āyurvedic Yoga）这一概念，旨在推行一种在阿育吠陀医学理论指导下进行实操的新型瑜伽。

鉴于这些研究趋势的出现，加之阿育吠陀与瑜伽本就来自同一文化背景，使用着同样的语言系统，在哲学思想层面具有天然的亲和度，本章将对阿育吠陀与瑜伽哲学之间的关系展开讨论，浅探这两种体系在思想与运用上能达到何种程度的结合，或者说二者的结合可以带来何种形式的效益。

第一节
阿育吠陀与瑜伽的共通性

阿育吠陀医学和瑜伽系统都共同经历了漫长的历史变迁。在英国殖民印度以前，瑜伽的重心大部分都停留在哲学与精神层面，阿育吠陀也一直保有其传统的身心灵整体主义。而当进入近代之后，两者均受到西方医学立场的冲击，这不仅使得瑜伽开始向健身运动趋势发展，阿育吠陀中的医学知识也因解构主义的出现而被碎片化。不过“因祸得福”的是，瑜伽向身体层面的靠拢与阿育吠陀理论体系的解构也一定程度上造就了二者在现今时代的互用。

1. 理论基础

如本书第三章所述，阿育吠陀所持的宇宙生成观基本上是架构在数论哲学的理论框架之上的，其对人类身、心、灵的认识论也大多继承于数论派，尤其体现在对原质的理解以及三德学说的提出。瑜伽思想自早期吠陀时代诞生，不论是在诸奥义书还是在晚期的《薄伽梵歌》中都一直围绕着生命观展开，而最后所形成的婆罗门教六个正统派之一的瑜伽派同样对数论哲学的观点进行了大量吸收，以至于瑜伽派与数论派往往被认为是姊妹学派。因此可以说，阿育吠陀与瑜伽思想产生紧密交集的客观原因便是二者对数论派形而上体系的高度认同。

阿育吠陀与瑜伽哲学都使用地、水、火、风、空五种元素来描述宇宙生成的质料因，也都在各自的经典中对数论派所认为的生命现象是原质的变动所生这一理念进行了肯定。《瑜伽经》第四章第2节说：

由于原初物质的流动，转变成另一种生命形态。[①]

《妙闻本集》身体论第一章第13节中也有述：

以“空”为首的五大元素只不过是原质的变异或转化，宇宙中的萨埵、罗阇与答磨这三德就是原质变化的形式。世间所有造物，不论是动与不动之物，无非都产自于同一根本物的变化。

与阿育吠陀一样，《瑜伽经》（2, 18–19）也讨论三德：

所见具有明亮、活动和停滞的性质，具有元素和感官的性质，为了感受和解脱。特殊、非特殊、相唯和无相是三性的关节。[②]

这里的“明亮”便是在说光明属性的萨埵，“活动”即充满造作的罗阇，“停滞”是指昏暗惰性的答磨。通过三德，整个宇宙与认识工具以及感官对象便一同运作变化了起来。这些均是宇宙赐予人类所体验的经验，解脱同样也是体验经验的一种。“特殊”指对五大元素的体验，“非特殊”指对五尘的体验，这些体验会形成“相唯”（人的认识，觉），最终又化作“无相”的原质。换句话说，瑜伽与阿育吠陀都认为三德理应有一个由

① 钵颠阇利著，黄宝生译：《瑜伽经》，商务印书馆，2020年，第119页。
② 钵颠阇利著，黄宝生译：《瑜伽经》，商务印书馆，2020年，第50—52页。

粗糙到精微，再由精微到纯粹的进化过程。

另一方面，两者对“心”的认识均有别于数论派。阿育吠陀虽认同数论派构成原人的二十四实体，但又认为二十四实体中的“心”并不属于原质的八个展开部分。在数论派那里，“心”仅是由“我慢”生起的诸多感官中的一种，地位上与五知根、五作根等并无高下之分。但阿育吠陀深知“心”有特别之处，指出它与阿特曼、肉体一起构成生命的三大支柱。阿育吠陀虽模糊地承认“心”来自“我慢”，但又认为与它关系最紧密的原质并不是“我慢”而是“大（觉）”，即心根能够直接通过信息传递给“觉”，从而影响“觉”，也就是《瑜伽经》（4, 17）所说的“事物被认知或不被认知依靠心受感染”[①]。事实上，瑜伽思想早已与阿育吠陀达成共识，因为瑜伽派始终认为数论所说的“觉”其实只是“心”（citta）的一部分，“心”才是原质的展开中最有力的那个实体。只要对“心”加以抑制，便可以认识到纯粹的意识——阿特曼，而“一旦认识阿特曼，人就不会对自然的表象再有任何欲求”（《瑜伽经》1, 16）[②]，从而导向解脱。

瑜伽思想认为“心的散乱”是疾病出现的原因：

> 疾病、昏沉、怀疑、懈怠、懒散、欲求、谬见、不进入状态和不稳定，这些心的散乱是障碍。痛苦、沮丧、肢体摇晃、吸气和呼气伴随心的散乱。（《瑜伽经》1, 30–31）[③]

---

① 钵颠阇利著，黄宝生译：《瑜伽经》，商务印书馆，2020年，第130页。

② 帕坦伽利著，帕拉伯瓦南达、克里斯托弗·伊舍伍德注，王志成、杨柳译，陈涛校：《瑜伽经》，商务印书馆，2022年，第17页。

③ 钵颠阇利著，黄宝生译：《瑜伽经》，商务印书馆，2020年，第20—21页。

疾病是身体的元素、体液和感官的失调，也是心之散乱所造成的首要障碍和痛苦。帕坦伽利所列举的分心表现几乎就是答磨的表现，而答磨在阿育吠陀理论中也被认为是三德中最不利于身心健康的能量级别。瑜伽作为一种“抑制心的活动”（《瑜伽经》1, 2）[①]，其修行原则就是清除人身上能引发愚痴与障碍的答磨，再超越罗阇，力求让心念向充满光明与善性的萨埵状态靠近。虽然瑜伽认为萨埵还不足以导向解脱，但它与阿育吠陀一样均重视对萨埵品质的尽可能发展，二者都是一种推崇生命健康的学问。

2. 价值取向

在印度文化中，吠陀经也被描述为“apauruṣeya”[②]，意思是一切吠陀知识是全能的神为了人类的利益而做出的启示。作为两种植根于吠陀背景的学科，瑜伽派与阿育吠陀为人类所指示的前进方向是一致的，皆致力于倡导一种智慧、仁爱、中正、克制的人生价值。

在生命观层面，瑜伽是一门关于“解脱”（mokṣa）的科学，讲求对身心和现象世界实现超越。即便阿育吠陀侧重点在身心健康，但也对瑜伽所追求的解脱思想予以正面肯定，《遮罗迦本集》（Ⅳ, 1, 140−142）有云：

---

① 钵颠阇利著，黄宝生译：《瑜伽经》，商务印书馆，2020年，第4页。

② Acharya Balkrishna. *A Practical Approach to the Science of Ayurveda: A Comprehensive Guide for Healthy Living*. Twin Lakes, Wisconsin: Lotus Press, 2015, p. 256.

进入他人的身体、得知他人的思想、随心所欲、超然的视觉、超然的听觉、超人般的记忆力、超人般的智慧、来去自如——这便是瑜伽修行者可拥有的超自然力量。只要能专注于纯粹，这一切都是可能的。如果没有了罗阇与答磨，消除了过去根深蒂固的业，脱离肉体、感官和心的束缚，解脱是可能的。解脱也即是不再轮回重生。

阿育吠陀认为瑜伽是实现“解脱”这一终极人生目标的根本手段，并且瑜伽实践可以帮助个体认识到生命中悲欢苦乐的本质（《遮罗迦本集》Ⅳ, 1, 138-139）：

快乐和痛苦是由于阿特曼、感官、心意与所感对象的接触而生起的。一旦心意不为他所动而只专注于阿特曼，苦与乐则不再存在或生起，人的超自然力量也开始涌现。这种状态被圣人们称为“瑜伽”。

在阿育吠陀看来，快乐与痛苦是身体感官、思想与精神和其所感对象互相联系并产生“化学反应”的结果。人的心意因此所产生的造作（vṛttis）使人无法正确理解宇宙一切现象发生的意义，所以才不得不承受世间种种苦与乐，而通过瑜伽对心意的控制可以消除这种造作，以达到无苦无乐的自在状态。可见，阿育吠陀对瑜伽思想的底层逻辑与终极目标都持尊崇态度，也把伟大的瑜伽行者归为圣贤之流。在《遮罗迦本集》（Ⅳ, 5, 12）身体论部分以“人”为主题的一章中，阿提耶尊者也用了一段十分精彩的偈文来向弟子讲解如何获得解脱：

认识到世俗事物的不完美并渴望获得解脱的人，应认真坚持以下道路：遵从导师的教导，侍奉于火，藉由宗教法典了解其思想，在行动中加以贯彻。与圣人为伍，远离奸佞之流。言语真实、利他、不刻薄、适时，三思而后言，视众生如视自我。不回头，不执意，不生渴望，不与妇人攀谈。放下一切所得，下着缠腰布，身穿赭红衣，以针盒缝衣，用水碗洗漱，手执木杖与钵乞食，每餐只食一顿足以糊口的糙粮。疲劳时以枯叶败絮为枕被，以林野为家。冥想时将身体捆绑成特定体式，以防困意与倦怠。睡、立、行、观、食、运动时，抑制感官对对象的喜恶，宠辱不惊。对饥渴、疲累、冷热、风雨、苦乐保持漠然，不受悲伤、沮丧、自负、激动、虚荣、贪婪、依恋、嫉妒、恐惧、愤怒的影响。观察宇宙众生与自我的共性。惜时如金，在瑜伽练习中绝不气馁，振奋精神以发展智慧，将感官撤回心意之中，再将心意集中于本我之中。

这一节内容不仅反映了阿育吠陀对当时传统瑜伽士的肖像刻画，也佐证了阿育吠陀对瑜伽实践的认可。如果重新审视阿育吠陀的日常养生，能发现其中所主张的诸多事项并非只能用婆罗门宗教教条来解释，而是背后都藏有瑜伽中的“禁制”（yama）与“劝制”（niyama）等思想支持。阿育吠陀认为“人不应该在愤怒或激动的情绪下行事，也不应该活在悲观中。不因成功而兴奋，不因失败而沮丧。”（《遮罗迦本集》Ⅰ, 8, 27）《瑜伽经》（2, 7-8）也说：“追随快乐是贪欲，追随痛苦是憎恨。”[①]这些对

① 钵颠阇利著，黄宝生译：《瑜伽经》，商务印书馆，2020年，第40页。

情绪的执着会生出烦恼与障碍，同样也会生出疾病。阿育吠陀亦认为应持慈悲与包容，与人为善、与自然和谐相处，“应奉行节欲、知识、善行、友爱、同情、乐观、无分别心、淡然处事”（《遮罗迦本集》Ⅰ, 8, 29）。《瑜伽经》也建议“专念于友善与同情”（《瑜伽经》3, 24）[①]，这样的修行者能给予他人喜悦，消除众生的痛苦与烦扰。服务自己利益的同时，也以服务他人的善德让心灵趋向于圣洁之境，这便是瑜伽圣人所秉持的“奉爱精神”（bhakti）。瑜伽的“奉爱精神”不仅在阿育吠陀所提倡的养生行为准则中有大量体现，同时还体现在阿育吠陀对医者德行的要求上——对待病人时应报以“śakyeprīti”（《遮罗迦本集》Ⅰ, 10, 26）的态度，即予以病人充分的仁爱、怜悯和慈悲。

阿育吠陀和瑜伽共同指向吠陀精神所主导的正法、利益、爱欲和解脱四大人生目标。二者都认为生活方式和生活立场本身就是修行或治疗的一部分，因此均重视人类行为与心灵的关系，强调对身心障碍的摒弃，主张对行为和欲望实施有效管理，追求对苦难与病痛的摆脱。

3. 实践方法

如果说瑜伽的“联合”是指个体的自我与终极普遍的自我联结，那么阿育吠陀所说的“联合”则是在说“生命是身体、感官、心灵和灵魂之结合”（《遮罗迦本集》Ⅰ, 1, 42）。阿育吠陀认可瑜伽的解脱观，但更加强调人的健康是获得解脱的重要前提。如果没有健康，对精神领域的探索也将无从谈起。人类

---

① 帕坦伽利著，王志成，杨柳译：《瑜伽经》，商务印书馆，2022年，第160页。

首先需要做的是将身心从疾病或非健康状态中解脱出来，才有可能获得精神层面的扬升。

虽以解脱为终极目的，但瑜伽思想在发展过程中也一直没有忽视身体基础的重要性。以《瑜伽经》为指导的胜王瑜伽（Raja Yoga）就明确了不同的瑜伽修行法对身体强度的要求也不一样，正如帕坦伽利所说的“力盛之人会很快修成瑜伽”（《瑜伽经》1, 20），对身体能量的了解与掌握是必要的。包含诸多瑜伽要义的《薄伽梵歌》（17, 8）也指出需要为身体选择正确食物：“多汁、润滑、结实、营养的食物可促进长寿、力量、健康。”斯瓦米·维韦卡南达（Swami Vivekananda，辨喜）在其名为“论奉爱瑜伽”的演讲中也提到瑜伽士应该习得食物的辨别智慧，食物的性质不同、食物的容器不同、食物的来源不同都可能通过身体影响至心灵。在对身体的描述上，瑜伽经典也常会使用到“śirā”（小脉道）、“dhamanī”（大脉道）、“dhātus”（组织）等阿育吠陀中频繁出现的医学术语。两者在具体实践中也都认为风元素所带来的“气”（vāyu）是身体运动的关键力量，阿育吠陀视“生命气”（prāṇa）为生命之源，而瑜伽实践中最重要的手段之一便是“调息”（prāṇāyāma），即对呼吸或气的控制。与阿育吠陀思想最亲近的瑜伽派别是传统的哈达瑜伽（Haṭha Yoga），其中出现了用体位与调息来对身体器官和系统进行清洁的理念，且哈达瑜伽所提出的“六净化法”（Ṣaṭkarma）[①]也与阿育吠陀主张的潘查卡玛排毒法在实践上遥相

① 《哈达瑜伽之光》（2，22）中的“六净化法”包括上腹腔洁净法（dhoutī）、大肠洁净法（bastī）、鼻腔洁净法（netī）、凝视法（trāṭaka）、腹腔旋转法（naulī）和圣光调息法（kapālabhātī）。

呼应。

鉴于这些共通之处的存在，可以说明阿育吠陀与瑜伽从古到今一直都在互相认识、相互吸收，以至于当代的阿育吠陀论著与瑜伽教学书也常常言及彼此。戴维·弗劳利相当支持这种结合，他认为学习阿育吠陀能够帮助瑜伽士选择适合自己身体状况的修行法。另一方面，在使用阿育吠陀治疗时出现局限性，同样可以求助于瑜伽。王志成也表示，如果说侧重身体的阿育吠陀使人类向一种水平维度发展，那么瑜伽对灵性的发展便是一种垂直维度的延伸，两者的有机结合能让实践者实现身、心、灵三个维度的健康与圆满。

第二节
阿育吠陀中的瑜伽实践

1. 古典阿育吠陀对瑜伽的运用

如前文所述，阿育吠陀方法论中的药疗、饮食、潘查卡玛、日常与季节养生等皆属于阿育吠陀的理性疗法，它们能满足身体在物质层面的健康需求。然而，理性疗法仅属于治疗的一个层面。真正的阿育吠陀是一门包含身、心、灵三个层面的整体性医学，因此它对疾病的治疗也是多维度的：

> 治疗有三类——灵性治疗、理性治疗和心理治疗。灵性治疗包括持咒、佩戴事物、行吉祥之事、祭祀、奉献、遵循戒律。理性治疗包括使用药物和合理饮食。心理治疗是控制心意脱离不健康的境。（《遮罗迦本集》Ⅰ, 6, 54）

健康不仅仅是肉体的无病，也需在心理和意识上与苦扰隔绝。理性治疗的主要原则是强调对物质属性的鉴别与运用，主要体现在阿育吠陀的二十种德、六味学说与三道夏理论中。而心、灵两个维度的治疗原理的底层逻辑是阿育吠陀的“精神原质”——三德。阿育吠陀认为三德作为一种内在属性存在于自然界所有物质形式背后，但它并未像数论派那样只停留在抽象的概念讨论中，而是将三德与人的精神健康状态联系了起来。在《遮罗迦本集》中有述：

> 人的精神意识也应该被予以检视……心通过与阿特曼的结合来操控身体。意识的状态有上等、中等和下等之分。因此，人的心也有优等、中等和劣等三种。其中，拥有优等心识的人是以萨埵为根本的。（《遮罗迦本集》Ⅲ, 8, 119）

萨埵被阿育吠陀认为是三德中最为高级或最为健康的意识状态。对于阿育吠陀来说，侧重点从来不是三德在形而上层面如何创世和造物，而是关乎个体的人作为一部分宇宙缩影，其心灵健康如何被三德影响。在《妙闻本集》总论第二十四章中是这样描述三德的：

> 萨埵、罗阇和答磨是内在固有的三德，与宇宙中所有的现象密不可分，事实上这些现象也就是因为事物三德的变化而产生的。因此，三德的变化也是身体中所有已知疾病的根源，并伴

随疾病的整个过程。[①]

结合《遮罗迦本集》和《妙闻本集》的论述，可以把阿育吠陀所理解的三德进行如下概括：萨埵意为“智性”或“悦性”，代表喜乐、光明、清醒、觉察、专注、慈爱、善意，给予平衡，是一种醒态；罗阇为“锐性”，代表激进、改变、活力、奋斗、行动、扰动、私欲、不满足，引起不平衡，似一种梦态；答磨为“惰性”，代表昏暗、虚幻、沉闷、抑郁、愚昧、迟钝、消极、懒惰、不活跃，如同一种深眠态。作为精神原质，三德更多表现在人的性格、心态、情绪、精神状态等方面，并且可以通过与不同的道夏体质结合而形成不同的人格气质：

表 5.1 三德与道夏影响下的人格特质[②]

三德 道夏	萨埵	罗阇	答磨
瓦塔	能量感、适应力强、理解快、沟通力强、活力四射、善良、同理心、行动力、改革力	缺乏决断、不可靠、过于活跃、焦虑不安、神经质、分心、话多、肤浅、虚伪、易怒、制造混乱	抑郁、躲闪、不诚实、奴性、自我折磨、精神错乱、自杀倾向

① Bhishagratna K. *An English Translation of the Sushruta Samhita Based on Original Sanskrit Text, Volume I*. Calcutta: Kashi Ghose's Lane, 1907, pp. 232–233.

② Frawley David, Suhas Kshirsagar. *The Art and Science of Vedic Counseling*. Twins Lakes: Lotus Press, 2016, pp. 187–188.

续 表

三德 道夏	萨埵	罗阇	答磨
皮塔	聪明智慧、明辨事理、逻辑清晰、意志独立、温暖、友善、勇气、具有领导力	任性、冲动、野心、攻击性、控制欲、挑剔、骄傲、自负、愤怒	仇恨、卑鄙、报复心、毁灭欲、犯罪欲
卡法	平静、和平、安住当下、稳定、忠诚、仁爱、宽容、坚定、耐心、接纳	执着、贪婪、物质主义、多愁善感、渴望安全、寻求安慰	迟钝、粗糙、嗜睡、冷漠、消极、懒惰、理解力差

《遮罗迦本集》（Ⅰ, 1, 57–58）也进一步解释了三德与道夏的不同：

> 简而言之，瓦塔、皮塔和卡法是道夏，而萨埵、罗阇和答磨是属于精神层面上的。三道夏可以用理性的方法予以抚慰，但是后者必须利用智慧、特殊的知识、克制力、记忆力和专注力来加以疗愈。

可以注意到，《遮罗迦本集》把罗阇和答磨归于心灵层面的健康问题，与人的健康息息相关。阿育吠陀认为三德对于人的心灵健康而言是有优劣之分的。其中，萨埵之德是三者中最优质的力量，它在与三种道夏分别结合时，均能让该种道夏在原有特征的基础上朝着正面与积极的倾向来显现。在这一段叙述中并没有提到萨埵，因为《遮罗迦本集》中几乎直接把“sattva”

一词等同于“心”“心意”或“心智”本身来使用。在总论第八章第4节判断论、第八章第119节都有表明，《遮罗迦本集》认为“心”就是萨埵本身，或者说阿育吠陀认为“心”本应有的纯粹状态就是萨埵。显而易见的是，这一段中提到的诸如“智慧”“知识”“克制”或“专注”等用以疗愈三德的方法，事实上就是在指瑜伽。如果说三道夏讲求的是平衡，那么三德讲求的便是从罗阇和答磨转向萨埵，与瑜伽所倡导的修持方向不谋而合。

在传统阿育吠陀医典的描述中，生活中严格执行瑜伽的戒律、敬神、行善，可以抑制罗阇与答磨对“心”的蒙蔽，让萨埵处于主导地位，从而保持心灵状态的健康。不论是阿提耶学派还是昙梵陀利学派，它们把瑜伽视为一种清理心灵障碍的手段来讨论，在应用上归属于其治疗方法论的一个分支。它们均主张使用禁制、劝制等初级的瑜伽实践作为日常养生规范与疾病预防，但对于瑜伽中更为进阶的坐法、调息、制感、专注、冥想等内容却未做具体展开。由此，虽肯定了瑜伽对精神与意识的作用，但瑜伽与身体层面的直接关系在古典阿育吠陀医经中并未完全明朗。

2. 当代阿育吠陀对瑜伽的运用

自遥远的吠陀时代发展至今，闻名世界的瑜伽践行者不胜枚举。而现今正活跃于印度社会、被奉为新一代瑜伽宗师的斯瓦米·兰德福（Swami Ramdev）同时也是阿育吠陀的奉行者，他主张瑜伽应该务实地服务于世人的健康。斯瓦米·兰德福首创的呼吸瑜伽法将调息的目的由高深莫测的境界修炼拉回至人的日常保健层面，也标志着阿育吠陀与瑜伽的结合已经成为当今社会的健康意识形态的大势所趋。

在当代主流的阿育吠陀著作中，瑜伽也不再局限于精神与心理方面的疗愈，而是同样成为阿育吠陀身体治疗方法的一部分。以维桑特·赖德的《阿育吠陀教科书》系列为例，瑜伽八支中的体式、调息和冥想这三种训练方向已被充分利用于阿育吠陀治疗法中，并与阿育吠陀三道夏学说主导的个体体质论产生交集。

（1）体式（Āsana）

体式是指对身体进行姿态训练。在帕坦伽利的时代，体式主要讲求的是“稳定和舒适”（《瑜伽经》2, 46），以保证瑜伽士能够长时间以安稳且放松的体位来冥想无限者。到约公元9—10世纪哈达瑜伽出现时，体式的重心转移至了对身体能量走向的控制。哈达瑜伽的创始人高罗克萨（Gorakhnath，即牧牛尊者）认为，世间既然有840万个物种，那么体式也应该有840万种。而后由《哈达瑜伽之光》（*Haṭha Yoga Pradīpikā*）（1, 33）所最终确立的体位有84种。[①]维桑特·赖德则根据阿育吠陀的理论视角，罗列出了其中的30种体式及它们分别对道夏产生的影响。[②]

当代阿育吠陀认为，由于三种道夏集中分布于人体不同的位置，因此不同的身体姿态或坐法对道夏的作用强度是有区别

① 本文所引《哈达瑜伽之光》的内容均来自斯瓦特玛拉摩著，G. S. 萨海、苏尼尔·夏尔马英译并注释，王志成、灵海译，汪瀰校：《哈达瑜伽之光》，四川人民出版社，2017年。

② Lad Vasant. *Textbook of Ayurveda: General Principles of Management and Treatment*. Albuquerque, New Mexico: The Ayurveda Press, 2012, p. 305.

的。例如，瓦塔的寓所在骨盆地带，能训练到这个区域的瑜伽体式，即被阿育吠陀认为利于瓦塔力量平衡；皮塔的位置在肚脐附近，因此皮塔体质的人应该多做诸如弓式、船式等后弯拉伸；对于充满惰性的卡法，则推荐采取更带刺激性与挑战性的动作来激发身体活力，如倒立式、三角式、半轮式等。阿育吠陀建议根据个人体质与当下道夏状况来选择适合的瑜伽体式。

（2）调息（Prāṇāyāma）

"prāṇāyāma"一词由词根"prāṇa"（生命气）和"āyāma"（控制、扩展）构成，意思是对呼吸节奏与方式的掌控。在帕坦伽利那里，调息的目的是让心意安定从而达到精神的凝聚。而对于哈达瑜伽来说，调息同样也是一种净化身体经脉的有效方法。当代阿育吠陀学者们普遍推行的也是《哈达瑜伽之光》（2, 44）中的八种调息法，包括太阳脉贯穿法（Sūrya Bhedana）、乌加依住气法（Ujjāyī）[①]、嘶声住气法（Sītkārī）、清凉住气法（Śītalī）、风箱式住气法（Bhastrikā）、嗡声住气法（Bhrāmarī）、眩晕住气法（Mūrcchā）和漂浮住气法（Plāvinī）。

当代阿育吠陀同样结合道夏理论来选择这些调息法。例如，太阳脉贯穿法有增热的效果，可运用于平息卡法，而清凉住气法有冷却身体的作用，有助于减少过盛的皮塔。同时，斯瓦米·兰德福、戴维·弗劳利与维桑特·赖德等人均主张将哈达瑜伽"六净化法"中的圣光调息法（kapālabhātī，又译"头颅清明法"）加入阿育吠陀疗愈中，因为该法对卡法失衡引发的疾病有显著疗效。此外，调息不仅在锻炼肺部，也在锻炼体

① 乌加依住气法有时也译为"喉式呼吸法"或"最胜住气法"。

内一切具有中空结构的器官，还可以改善脉道与组织收缩节律，促进废料与病素的排出。因此，调息法也被认为带有间接净化的清洁身体的作用，可起到养生保健、延年益寿的效果。这种医学观念也与我国中医理论的“吐纳”之术异曲同工，如《素问·上古天真论》所说：“呼吸精气，独立守神，肌肉若一，故能寿蔽天地，无有终时，此其道生。”

（3）冥想（Dhyāna）

“Dhyāna”也被译为“静虑”，汉译佛经中称之为“禅定”。在《瑜伽经》中，并没有对冥想单独进行讨论，而是与专注（Dhāraṇā）和三摩地（Samādhi）一起结合论述的。帕坦伽利把瑜伽的这最后三支合称为“总制”（Saṃyama）（《瑜伽经》3, 4）[①]，认为三者是一个有机体中的三个相续过程。《瑜伽经》解释道：“专注就是将心置于身体的某一灵性中枢内，或系于身体内外的某一神圣形式上。冥想是流向专注对象的连续意识流。在冥想中，对象的真实本性放出光芒，不再受感知者的心扭曲。这就是三摩地。”（《瑜伽经》3, 1–3）[②]所谓三摩地，即心与境完美地融为一体，神通与解脱都以此境界为基础。

对于当代阿育吠陀来说，冥想的目的无须一定是三摩地，这种对心意的控制过程同样可以率先服务于生活质量本身。在阿育吠陀看来，冥想治疗的底层逻辑就是三德学说：罗阇与答磨对“心”有“捆绑”作用。答磨如同黑夜一般，它对终极本

① 帕坦伽利著，帕拉伯瓦南达、克里斯托弗·伊舍伍德注，王志成、杨柳译，陈涛校：《瑜伽经》，商务印书馆，2022年，第151页。

② 帕坦伽利著，帕拉伯瓦南达、克里斯托弗·伊舍伍德注，王志成，杨柳译：《瑜伽经》，商务印书馆，2022年，第149—150页。

质的遮蔽最厉害；造作的罗阇好似阴雨天，它能扭曲终极本质；而萨埵好似多云的天，使人能依稀可见最终本质。如果萨埵还能进一步纯粹，那就好比晴空无云，终极本质可得以完全真实地呈现。

当代阿育吠陀主张利用瑜伽冥想来改善人的精神原质，以削弱罗阇与答磨对心灵的束缚，尽可能向心地清澄的萨埵状态靠近。从这一点上看，古典阿育吠陀与当代阿育吠陀对瑜伽冥想的利用方向是一致的，主要将其运用在心灵健康疗愈，以提升人的精神状态、调节情绪、解决心理疾病为目的。

（4）脉轮（Cakra）

值得一提的是，即便“cakra”一词在三大阿育吠陀医典中几乎没有出现过，当代阿育吠陀还是将瑜伽思想中七脉轮学说融入进来。“轮”概念也来自吠陀经，最早是用来隐喻太阳，而后又有了“时间之循环流动”（kālacakra）的衍生义。在《阿闼婆吠陀》（X，2, 31）中开始用以形容一种环状的能量形态。艾诺蒂·朱迪斯认为脉轮思想的雏形就来源于此。[①]而大卫·怀特对此表示，尽管“轮”这样的词语在较早的吠陀经典中出现过多次，但脉轮学说的形成应该是在中世纪的婆罗门教和佛教经典中才有的。[②]王志成则认为，脉轮学说开始出现系统化是在10世纪之后的经典中，例如《牧牛尊者百论》等。[③]

---

① Anodea Judith. *Wheels of Life: A User's Guide to the Chakra System*. Woodbury: Llewellyn Publication, 2014, pp. 9–13.

② White G David. *Yoga in Practice*. Princeton University Press, 2012, pp. 14–15.

③ 王志成：《阿育吠陀瑜伽》，四川人民出版社，2018年，第173页。

在瑜伽理论中，“脉轮”指的是人体七大意识聚集中心，包括六个沿脊椎分布和一个位于头顶的能量区域。按照从下至上的顺序，七大脉轮分别是海底轮（Mūlādhāra）、生殖轮（Svādhishthāna）、脐轮（Manipūra）、心轮（Anāhata）、喉轮（Visuddha）、眉间轮（Ājñā）和顶轮（Sahasrāra）。

正如维韦卡南达建议的将脉轮看作西方生理学中的神经丛，当代的阿育吠陀学者们也同样认为这七个脉轮并非单纯的形而上的概念，而是具有实际生理功能的神经中枢，同时与三大原典中构建的末摩系统早已有直接关系。结合第二章，中脉上七个非常关键的末摩确实对应了七大脉轮的所在地。因此，当代阿育吠陀相当推崇在瑜伽冥想中对脉轮进行观想，认为这种形式可以清理脉道淤塞，有助于维持身体能量的平衡。

总体来看，当代阿育吠陀医者们把瑜伽视为一种高级形式的“运动”，运用其体式法来锻炼外部身体，运用其调息法来锻炼身体内部脏腑，运用其冥想法来锻炼意识与精神。然而就二者结合的科学有效性，除了阿育吠陀拥护者与瑜伽士们之外，还需要由第三方的现代医学来参与客观评价。

近年来，西医学界也展开了诸多阿育吠陀与瑜伽相关性的讨论，以验证二者在医疗保健领域的有效性。2004年，马丹尼·拉文德尔经研究指出，阿育吠陀草药疗法能够对慢性疾病起到预防作用，而如果配合瑜伽，则能明显地对心脏病和高血压产生疗效，并且安全性较高。[1]瓦苏达·夏马等人也在

① Mamtani Ravinder. Ayurveda and Yoga in Cardiovascular Diseases. *Cardiology in Review*, 2005, vol. 13, no. 3, pp. 155–162.

2018年评估了阿育吠陀和瑜伽的结合疗法对偏头痛患者的影响，并验证了这种综合干预能减轻疼痛程度，改善病人的生活质量。[①]2019年，辛格等人针对辅助疗法对膝骨关节炎患者生理和心理变量的影响进行考察，认为可以在瑜伽疗法的基础上加用阿育吠陀相关方法进行治疗[②]。2021年，乔汉·什维塔与桑吉卜·帕特拉搜集比较了2000年至2021年关于静脉曲张的治疗案例，论证了阿育吠陀和瑜伽均可作为治疗静脉曲张的替代疗法，且二者能相辅相成。[③]同年，阿尔卡·米什拉等人报告了一起用结合阿育吠陀药物、饮食法、日常保健与瑜伽练习等疗法来治疗新冠病毒感染者的病例，该患者在接受综合疗法后症状得到了有效缓解。[④]

相较于国外学者的丰富成果，我国虽然也有部分学者在研究阿育吠陀理论与药物，并且为数不少的学者也正在对瑜伽进行讨论或临床实践，但十分缺乏对二者相关性的研究。王志成

---

① Vasudha M. Sharma, N.K. Manjunath, H.R. Nagendra, et al. Combination of Ayurveda and Yoga Therapy Reduces Pain Intensity and Improves Quality of Life in Patients with Migraine Headache. *Complementary Therapies in Clinical Practice*, 2018, no. 32, pp. 85–91.

② Singh A, Bhargav H, Bhargav PH, et al. Effect of Integrated Complimentary Therapies on Physical and Psychological Variables of Patients Suffering from Knee Osteoarthritis: A Pilot Feasibility Study. *Int J Yoga - Philosop Psychol Parapsychol*, 2019, no. 7, pp. 48–57.

③ Chauhan Shweta, Patra S. Yoga and Its Adjuvant Therapies for the Management of Varicose Vein Disease: A Narrative Review. *Yoga Mimamsa*, 2021, no.53, pp. 134–40.

④ Mishra Alka, Bentur Sumitra A, Thakral Sonika, et al. The Use of Integrative Therapy Based on Yoga and Ayurveda in the Treatment of a High–risk Case of COVID–19/SARS–CoV–2 with Multiple Comorbidities: A Case Report. *Journal of Medical Case Reports*, 2021, vol. 15, no. 1.

于2018年出版的《阿育吠陀瑜伽》一书可以算得上是我国首部将二者进行全方位讨论与实践融合的代表著作。除此之外，真正关注到这一议题价值的是云南民族大学的李乐、刘倩茹、唐梦林三位学者，他们在2022年发表的《阿育吠陀体质在瑜伽的交叉应用与研究》[①]一文中以阿育吠陀中的体质论为结合点，归纳并分析了其在瑜伽当中的交叉应用与影响，最终认为二者结合可以实现互惠，有利于双方的科学性筑基。

通过对阿育吠陀与瑜伽思想根源、精神内核与实践方向的重拾，我们发现二者的确存在诸多与生俱来的共通性。同为印度传统文化的重要组成部分，阿育吠陀与瑜伽有着共同的理论基础，在价值层面上方向一致，在实践操作中互为补充，二者能在当今“大健康”趋势下发展出越来越多的交集有其合理性。而学术界的医学研究结果也表明，阿育吠陀与瑜伽的有机结合也存在其必然性与必要性，现今的它们不仅在医疗保健领域实际地造福着大众健康，也在为现代医学发展带来新鲜的理论模型。

---

① 李乐、刘倩茹、唐梦林:《阿育吠陀体质在瑜伽的交叉应用与研究》,《文体用品与科技》2022年第24期，第151—153页。

结语

自雅斯贝斯提出了“轴心时代”这个历史学概念后，这种宏大叙事的视角已经使得西方中心论开始出现瓦解，更多东方地区的传统文化、哲学思想与民族智慧被逐一发掘，一个由全人类历史所谱写的世界文明的主线脉络也越发清晰。而随着现代社会科学技术的迅猛发展，诸多轴心时代留存下来的文化遗产也面临着严峻的挑战。一方面，带有科学实证主义思维的新世纪人类在审视古代传统时变得越发谨慎。另一方面，建立在科技发展之上的当代文明一直急需找寻可以依靠的精神根基，因此对古代精神文明的探索兴趣也越发浓厚。从这个意义上讲，“轴心时代”同样也是一个存在论的问题，它关乎着全人类文明的价值所在。

鉴于此，“新轴心时代”[1]的概念也已萌发，它旨在讨论人类是否有可能再创造出新的文明高峰。国外的尤尔特·卡曾斯（Ewert Cousins）、凯伦·阿姆斯特朗（Karen Armstrong）以

① Eisenstadt S N, ed. *The Origins and Diversity of Axial Age Civilizations*. Albany, N. Y. : Suny Press, 1986.

及我国汤一介、王志成等学者都认为当下的时代蕴藏着再次文化觉醒的机遇。而如果想要获得这一突破，需要在新的处境下重新回顾轴心文明留下的财富，汲取诸多古老传统文化中的思想精华，从历史起源的文明中寻求新的启蒙。这也是治愈现代科技文明带来的异化、伦理和环境问题，缓解当下生存危机的正道。

阿育吠陀便是这样一个相当理想的发掘对象。它植根于古老吠陀文化，是印度古代医学家医学实践与医学理念的总结与表达，蕴含着极其丰富的医学哲学观，以《遮罗迦本集》《妙闻本集》和《八支心要集》为经典之宗，形成了独具特色的印度传统医学理论体系。从中，主要有以下几个方面值得我们借鉴与参考。

其一，整体观。阿育吠陀认为只有把局部的、暂时的、表象的问题放进一个宏观系统中，才能找到整个系统真正需要解决的根源问题。从最基础的层面上讲，阿育吠陀认为宇宙与自然界中的一切都是由地、水、火、风、空这五大元素的不同排列组合所构成的，它们是物质存在的最小单位。而以瓦塔—皮塔—卡法为核心的三道夏理论则是阿育吠陀用以描述元素两两之间组合关系的范畴。这是阿育吠陀最具特色的医学哲学语言，可以解释所有的自然现象，包括人体的生理与病理，也指导着整个阿育吠陀的医学体系和临床实践。

人在外部层面上是宇宙现象的一部分，在内部层面上亦是宇宙的缩影，是集合身、心、灵三个维度的有机体。阿育吠陀探究组织系统、排泄系统、脉道系统和末摩系统之间相互依存、配合、牵制、协作的关系，并透过它们的联系来认识人体内部结构。这些系统作为一个有机整体与宇宙产生互动的过程，便是阿育吠陀所认为的生命活动。

相较于西医对局部的关注，阿育吠陀认为不论是某一器官还是某一疾病都不应该被孤立地看待。因此，它并不对症治疗，而是通过综合分析人的饮食、生活方式、环境、心境等因素的关联找出病因，再根除病因，以绝后患，正如《遮罗迦本集》（Ⅳ, 1, 86–93）所说："阿育吠陀治疗人的过去、现在与未来。"其整体观也体现在药物认识层面，它不认为药物的作用来自某种具体的化学成分，而主张药物是以其完整的恒常实体来应对疾病的，所有药性与药力均依赖实体基础，强调事物整体的力量远超各部分的总和。

其二，体质论。如果说阿育吠陀的整体观是胜论派所说的"同"（sāmānya），那么体质论就是来自"异"（viśeṣa）的理念，它承认事物在一定情况下需要被作为独立个体而加以认识。一方面，阿育吠陀认同数论哲学所说的"原质"是一种如同决定论般的存在，它在个我灵魂进入受精卵那一刻就决定了一个人与众不同的先天体质。另一方面，阿育吠陀倾向于吠檀多的立场，认为原质是存在变异的，因此人的体质会因后天的生命活动而产生变异。体质论的核心基础是三道夏理论，而阿育吠陀治疗的主要原则就是让后天的变异与先天的体质相匹配，这便是阿育吠陀辨证论治的前提。

所谓"彼之蜜糖，汝之砒霜"，健康的标准依据个体体质来判定，因此诊疗方案也需要严格考虑体质差异来进行"私人定制"。阿育吠陀的体质论不仅体现了古人对生命现象的本质的诠释，对于当代医学的个体化诊疗发展也具有相当的研究价值。

其三，平衡观。与整体观一样，阿育吠陀的平衡观始终贯穿于各个医学范畴之中。阿育吠陀所认为的健康是人体内各个系统能量的平衡、系统与系统之间的平衡、人与自然之间的平衡，甚至可以说阿育吠陀医学与养生就是一门关于如何获得平衡的策略。当通过综合诊断认识到体质、病因与疾病现象后，阿育吠陀便以平衡为目的，以“理”为根本原则，投以与此属性相对应的“物”进行治疗。需要强调的是，阿育吠陀的“物”不单指药物或食物这样物理上的物质，它囊括了时间、环境、气候、行为、运动、心态等实体的运用。借由实体背后的性质范畴来作用于人体，建立三道夏、组织系统和排泄系统的平衡，从而根除疾病的因，这就是阿育吠陀对“治疗”的终极定义。

基于此，我们在阿育吠陀体系中可以看到“以相似治疗相似”[①]的顺势疗法（Homeopathy），也可以看到中医所谓“寒者热之，热者寒之”的对抗疗法（Allopathy），抑或“以厨房为药房”的自然疗法（Naturopathy），对于一门如此古老的医学来说，能具备这样庞大的综合化视角是相当不易的。另外，平衡观同样支持着阿育吠陀的预防保健与养生法门，它主张在日常生活中参照“物性为用”原则来指导生活的方方面面。或者换句话说，阿育吠陀在本质上就是一种生活方式，抑或一种关于平衡的艺术，正如希波克拉底所说:“医学是最具特色的艺术。”[②]

① 顺势疗法创立者塞缪尔·哈内曼（Samuel Hahnemann，1755—1843）所概括的治疗原则。

② 希波克拉底著，赵洪钧、武鹏译，徐维廉、马堪温校:《希波克拉底文集》，中国中医药出版社，2009年，第131页。

其四，实用主义。与正统流派一样，阿育吠陀的自然哲学以唯心论为主导，但也不乏朴素唯物主义视角的参与。在原质的问题上，数论派认为原质是永恒不变的“本因”，吠檀多认为原质是不真实的“摩耶”（māyā）。阿育吠陀虽然在原质是否会生灭变化这一问题上更偏向吠檀多，但它在原则上承认外在世界的客观存在，认为人可以认识到外在对象的实有性。就形而上层面，阿育吠陀一贯秉持点到为止的态度。它涉及了诸多六派哲学的思想，但又并不关注哲学终极问题的分歧与争论，而只以形而上世界为楔，勾连出身心灵的关系，其根本目的在于指导人们在现世生活中获得健康与利益。作为婆罗门思想背景下的产物，阿育吠陀不反对宗教与神学，如果信仰、祭祀或咒语能对生命健康有益，阿育吠陀即承认它们的价值。然而，与婆罗门教所追求的解脱相比，阿育吠陀虽也有“心灵皈依”的面貌，但并不囿于出世与入世的二元对立。它绝不离弃生命本体的价值，切实地关心人在世俗生活的切身利益，始终强调以身体作为一切人生追求的基石。

也正是因为这种实用主义，阿育吠陀在过去的两千多年内勤恳服务于印度民众健康，在科技尚未发达的时代实实在在地造福了无数生命。历代阿育吠陀医家们通过临床实践、逻辑理性与经验累积总结出的医学理论、药方、手段等，至今仍在为当代医学提供探索方向。

其五，医学人文关怀。由于古代印度一向重文轻史，想要了解中古与近代之前印度的宗教信仰、思想文化、民俗乃至科技，均离不开对原始经典的研究。阿育吠陀医者们作为知识与技艺的创造者，本身就是哲人。以阿育吠陀医典为史料与镜鉴，可以观察与追溯古代印度的医学技术发展、医学教育理念与医学生态状况。阿育吠陀医典向我们描绘了一个等级森严但尊医重卫的婆罗门社会：一方面，种姓制度对医者与患者身份的约束影响了阿育吠陀的“普世价值”，否定了众生的平等权利。但另一方面，阶级主义对医者资质的严格审视又要求阿育吠陀医者努力精进医技、德才兼修，其中对医者功利追求的鼓励也保障了医者应有的职业价值和人格尊严。同时，“慈悲为怀，不伤众生”[①]的婆罗门伦理观也对阿育吠陀产生了正面影响，促使医者培养出心地仁厚、善待生命、关爱病患的医德医风，即妙闻氏所说的“把病人当作自己的孩子一样守护”[②]。我们得以通过这些记事细节还原出诸如古代医学教育、医生职业属性与医患关系等图景，以了解古代印度医学与社会民生的概貌。在阿育吠陀看来，不论是社会关系、人伦道德还是宗法礼制，都是与健康直接相关的问题。因此，阿育吠陀养生规范也要求每一个自然人在日常生活中严于律己、宽以待人、扬善弃恶、心怀众生，通过自我鞭策来实现健全的人格。如若以积极视角来看待婆罗门系统下的阿育吠陀，它试图展示的是一种兼顾法治思想与仁爱精神的医学人文内核。

透过阿育吠陀，我们得以了解一部来自轴心时代的医学启示录。阿育吠陀之所以能够形成一门独立的学问，归根结底是因为它始终以人类的肉体存在、健康生活为基本立足点，由此延伸到生存的环境——自然界与社会，在此基础上，构建

① 蒋忠新译：《摩奴法论》，中国社会科学出版社，2007年，第90页。

② Bhishagratna K. An English Translation of the Sushruta Samhita Based on Original Sanskrit Text, Volume I. Calcutta: Kashi Ghose's Lane, 1907, p. 246.

起“生命之学”的大厦。也正因为阿育吠陀自身所具有的民族性、科学性与技术性，它得以长久地植根于印度的历史与文化中，服务于民众的健康事业，而其中所涵盖的知识、信息与思想也一直源源不断地在为不同视角、不同需求的学者提供着研究方向。

后记

本书系我在浙江大学博士期间的主要研究成果。我原本一直从事的是医药卫生行业方面的工作，在贵州医科大学任教。当我了解到阿育吠陀这一领域时，我非常欣喜，因为它正好囊括了医学与哲学两大我所关注的主题。当我正式着手后，却发现阿育吠陀的研究困难重重，需要投入的时间与精力颇多。

早期对阿育吠陀的原始文本的研究工作相当坎坷，阿育吠陀的医典均用晦涩难懂的梵文书写，将大部分研究者拒之门外。即便少部分精通梵文的学者能顺利进入这个领域，也发现对阿育吠陀相关原典或文本材料的收集有相当的难度。不得不说，阿育吠陀梵文原典的翻译多得益于一些国外学者的努力，本书主要参考的三部阿育吠陀英译原典分别来自皮亚瓦特·夏马所译的《遮罗迦本集》、比沙格拉特那所译的《妙闻本集》和斯里坎特·默西（K. R. Srikantha Murthy）所译的《八支心要集》。

然而，研究阿育吠陀需要突破的语言隔阂并非仅存在于梵语与现代用语之间，还存在于医学和哲学之间。以医学临床的研究视角来看，阿育吠陀中有关人体系统的描述以及大量的抽象概念无法用现代医学术语直接解释。另外诸多药用植物的名称也存在厘定困难，这些都可能使得阿育吠陀永远被禁锢在理论基础层面；以哲学研究的视角来看，阿育吠陀中的诸多概念性词汇虽可以根据其他印度哲学经典来辅助理解，但也仍旧要考虑到阿育吠陀作为一种医学，是否有其独特的运用方式。这要求研究者需要同时具备一定的医学知识与哲学功底，也正是我这样医学跨哲学的博士生致力于攻克的难点。

本书还参考了国外阿育吠陀实践派学者的专业论著为辅助材料。戴维·弗劳利是当下美国最为著名的阿育吠陀实践派学者之一，本书重点关注了他在阿育吠陀理论模型方面的解读视角；另一位对阿育吠陀领域相当有贡献的西方阿育吠陀学者是维桑特·赖德，他在2002—2012这十年间出版了《阿育吠陀教科书》三部系列丛书，将庞杂的阿育吠陀系统梳理为理论基础、临床诊断与临床治疗三个方面，脉络清晰、内容夯实，并把阿育吠陀严肃地视为一门与现代医学同等地位的科学；本书关注的第三位外国学者是印度籍学者阿查里雅·巴克里希纳，他2015年出版的专著《阿育吠陀科学的实用方法：健康生活的综合指南》代表了印度当地的阿育吠陀医者的实践经验成果，为本书提供了重要的本土视角。

在国内学界，中国科学院的廖育群教授是我国最早开始研究阿育吠陀的学者之一，他于2002年发表《阿输吠陀——印度的传统医学》一书意义重大。该书参译了日本学者矢野道雄的日译版《遮罗迦本集》，以及大地原诚玄的日译版《妙闻本集》。由于廖老丰厚的古籍研究背景，其在遣词用句上偶有晦涩难懂之处，但瑕不掩瑜，也对本书的写作起到了相当大的帮助。另一位学者则是中国社会科学院的孙晶教授，研读他所著的《印度六派哲学》让我受益匪浅，也奠定了这部阿育吠陀论著的总体哲学基调。

最后我想深深感谢的是我的恩师王志成教授。若不是得到他的学术指引，我这样一个医学生并无机会探索哲学。若不是得到他的支持，这本关于阿育吠陀哲学思想的作品也无从诞生。王志成教授是我国“新轴心时代”价值理念的倡导者，他鼓励我们对古老的文化遗产进行挖掘，并将成果应用到当今我国的新文化建设中来。也期望这本阿育吠陀中文书，能为中印两国传统医学与哲学文化交流提供新的材料与资源，使得印度的古老医学服务于我国现今的大健康事业。

阿育吠陀是一个相当庞大的系统，仅通过这短短几年时间是无法将其悉数阐明的。本书还有诸多不足与未尽之处。它应该更像一部阿育吠陀概念术语的释义词典，或者说它更多地关注阿育吠陀医哲思想的逻辑原理，而在具体的生活运用层面讨论不多。因此我更愿意称其为阿育吠陀的“思想引论”，旨在抛砖引玉，为我国的阿育吠陀研究者与实践者带来一些参考。

愿它能伴随你更好地向健康、自由与圆满前行！

石秋轶

2024年1月1日

参考文献（注：以拼音字母为序）

国内文献

1. 钵颠阇利著，黄宝生译:《瑜伽经》，北京：商务印书馆，2020年。

2. 陈明:《丝路医明》，广州：广东教育出版社，2017年。

3. 陈明:《印度古代的医师形象与医患关系——以佛经中的记载为中心》,《欧亚学刊》2015年第2期。

4. 陈满华:《威廉·琼斯与历史比较语言学》,《当代语言学》2008年第10卷第4期。

5. 次仁欧珠:《阿育吠陀医典〈医经八支〉的源流及药理学研究》，博士学位论文，北京中医药大学，2020年。

6. 尕玛多丁、央嘎:《藏文大藏经医典〈八心集〉起源及其著者瓦跋塔略考》,《亚太传统医药》2017年第13卷第20期。

7. 顾晓园:《对不治之症的思考》,《南京医科大学学报》(社会科学版)2002年第4期。

8. 韩吉绍:《道教炼丹术传入印度考论》,《宗教学研究》2015年第108卷第3期。

9. 黄宝生编译:《奥义书》，北京：商务印书馆，2012年。

10. 黄心川:《印度哲学史》，北京：商务印书馆，1989年。

11. 黄心川主编:《南亚大辞典》，成都：四川人民出版社，1998年。

12. 金礼蒙:《医方类聚》，北京：人民卫生出版社，1981年。

13. 季文达、李应存、吴新凤等:《陶弘景〈本草经集注〉成书背景探赜》,《中医药通报》2021年第20卷第3期。

14. 季羡林:《季羡林全集：罗摩衍那》，北京：外语教学与研究出版社，2010年。

15. 季羡林:《印度古代文学史》，北京：北京大学出版社，1991年。

16. 江纪武:《世界药用植物速查辞典》，北京：中国医药科技出版社，2015年。

17. 蒋忠新译:《摩奴法论》，北京：中国社会科学出版社，2007年。

18. 金宜久主编:《伊斯兰教史》，南京：江苏人民出版社，2008年。

19. 李今庸:《三国时代的〈神农本草经〉——〈神农本草经〉成书年代考》,《上海中医药大学学报》2001年第2期。

20. 李经纬:《中外医学交流史》，长沙：湖南教育出版社，1998年。

21. 李乐、刘倩茹、唐梦林:《阿育吠陀体质在瑜伽的交叉应用与研究》,《文体用品与科技》2022年第24期。

22. 李晓莉、孙铭、王张:《印度传统医学阿育吠陀及其发展现状》,《亚太传统医药》2021年第17卷第6期。

23. 李晓莉、吴蕾、王张:《阿育吠陀医学经典述要》,《中华医史杂志》2022年第52卷第1期。

24. 林承节:《印度史》，北京：人民出版社，2014年。

25. 林太:《〈梨俱吠陀〉精读》，上海：复旦大学出版社，2008年。

26. 廖育群:《阿输吠陀——印度的传统医学》，沈阳：辽宁教育出版社，2002年。

27. 廖育群:《印度医学的“脉”与“穴”》,《中国科技史料》2001年第2期。

28. 刘新民、邹健强、沈志祥等:《印度传统医学概述》,《世界科学技术》2005年第7卷第6期。

29. 刘英华、郦娜:《浅谈医学“八支（Astanga）”概念的演变——根据梵，汉，藏语文本的比较研究》，2009年传统医药国际科技大会。

30. 木村泰贤著，宋立道译:《印度六派哲学》，北京：商务印书馆，2022年。

31. 穆根来、汶江、黄倬汉译:《中国印度见闻录》，北京：中华书局，1983年。

32. 帕坦伽利著，帕拉伯瓦南达、克里斯托弗·伊舍伍德注，王志成、杨柳译，陈涛校:《瑜伽经》，北京：商务印书馆，2022年。

33. 平措绕吉、王证德、陈飞腾等:《阿育吠陀医学与藏医学、蒙医学的渊源关系》，《亚太传统医药》2023年第19卷第7期。

34. 毗耶娑著，金克木、赵国华、席必庄译:《印度古代史诗摩诃婆罗多》，北京：中国社会科学出版社，2005年。

35. 毗耶娑著，黄宝生、葛维钧、郭良鋆译:《摩诃婆罗多》(六)，北京：中国社会科学出版社，2005年。

36. 毗耶娑著，黄宝生译:《摩诃婆罗多：毗湿摩篇》，南京：译林出版社，2018年。

37. 森立之重辑:《神农本草经》，上海：群联出版社，1955年。

38. 沙子珺、刘英华、杨滨等:《辣木传统应用的文献考证》，《中国中药杂志》2020年第45卷第12期。

39. 商羯罗著，孙晶译释:《示教千则》，北京：商务印书馆，2012年。

40. 石舒尹、王兴伊:《〈遮罗迦本集〉研究述要》，《中医药文化》2021年第16卷第4期。

41. 史光伟、王凯莉、郭宏明等:《敦煌卷子〈张仲景五脏论〉研究概况与探析》，《中医研究》2018年第31卷第3期。

42. 史宇兵、杨洪义、袁瑞华等:《印度传统文化中的脉轮、脉道和脉敏》,《亚太传统医药》2023年第19卷第7期。

43. 斯瓦特玛拉摩著，G. S. 萨海、苏尼尔・夏尔马英译并注释，王志成、灵海译，汪瀰校:《哈达瑜伽之光》，成都：四川人民出版社，2017年。

44. 孙波:《室利・阿罗频多精神哲学菁华引得》,《北京大学学报》（哲学社会科学版）2019年第56卷第5期。

45. 孙晶:《印度六派哲学》，北京：中国社会科学出版社，2015年。

46. 王春玲:《其他民族医药文化对壮医形成和发展的影响》,《中国民族医药杂志》2018年第24卷第5期。

47. 王洪图、贺娟主编:《黄帝内经灵枢》（第2版），北京：人民卫生出版社，2014年。

48. 王洪图、贺娟主编:《黄帝内经素问》（第2版），北京：人民卫生出版社，2014年。

49. 王台:《古代眼科学的现代化发展》,《中国中西医结合杂志》2016年第36卷第1期。

50. 王志成:《阿育吠陀瑜伽》，成都：四川人民出版社，2018年。

51. 温雯婷、张海波、申俊龙等:《以“三俱”为例探讨佛教译著影响下的医籍冷僻用语》,《中国中医基础医学杂志》2020年第26卷第9期。

52. 巫白慧:《吠陀经和奥义书》，北京：中国社会科学出版社，2015年。

53. 巫白慧:《〈梨俱吠陀〉神曲选》，北京：商务印书馆，2020年。

54. 吴瑞霞、孙铭、王张:《印度的传统医药及其发展现状》,《中药与临床》2021年第12卷第5期。

55. 希波克拉底著，赵洪钧、武鹏译，徐维廉、马堪温校:《希波克拉底文集》，北京：中国中医药出版社，2009年。

56. 徐梵澄译:《五十奥义书（修订本）》，北京：中国社会科学出版社，1995年。

57. 徐朝龙:《美赫尕尔（Mehrgarh）——南亚次大陆上最早的新石器时代遗址》,《农业考古》1992年第1期。

58. 杨崇仁:《中古时期我国传统植物药与印度的交流》,《亚太传统医药》2018年第14卷第1期。

59. 杨鸿、和中浚:《论〈龙树眼论〉和印度医学的关系》,《湖南中医杂志》2006年第6期。

60. 姚卫群编译:《古印度六派哲学经典》，北京：商务印书馆，2003年。

61. 姚卫群:《印度古代哲学中的"一"与"多"》,《海南大学学报》（人文社会科学版）2011年第29卷第2期。

62. 姚卫群:《〈谛义证得经〉的主要思想》,《五台山研究》2015年第2期。

63. 月喜疏著，何欢欢译释:《胜论经》，北京：商务印书馆，2020年。

64. 张岱年:《中国哲学大辞典》，上海：上海辞书出版社，2014年。

65. 张印生、韩学杰:《孙思邈医学全书》，北京：中国中医药出版社，2009年。

66. 赵雅琛、王兴伊:《印度医典〈妙闻集〉的文献考述》,《中医药文化》2022年第17卷第4期。

67. 自在黑、朱彩红译:《〈数论颂〉译注》，成都：四川人民出版社，2022年。

国外文献

1. Acharya Balkrishna. *A Practical Approach to the Science of Ayurveda: A Comprehensive Guide for Healthy Living*. Twin Lakes, Wisconsin: Lotus Press, 2015.

2. Anodea Judith. *Wheels of Life: A User's Guide to the Chakra System*. Woodbury: Llewellyn Publication, 2014.

3. Bhishagratna K. *An English Translation of the Sushruta Samhita Based on Original Sanskrit Text, Volume I*. Calcutta: Kashi Ghose's Lane, 1907.

4. Bhishagratna K. *An English Translation of the Sushruta Samhita with A Full and Comprehensive Introduction, Additional Texts, Different Readings, Notes, Comparative Views, Index, Glossary and Plates, Volume II*. Calcutta: Kashi Ghose's Lane, 1911.

5. Chattopadhyaya D. *Science and Society in Ancient India*. John Benjamins Publishing, 1978.

6. Chauhan S, Patra SK. Yoga and Its Adjuvant Therapies for the Management of Varicose Vein Disease: A Narrative Review. *Yoga Mimamsa*, 2021, no.53, pp. 134-140.

7. Deshpande Vijaya. *Alchemy in India and China*. Panjab University, 1988.

8. Fauzi M F, Koutsoukas A, Lowe R, et al. Linking Ayurveda and Western medicine by integrative analysis. *Journal of Ayurveda and Integrative Medicine*, 2013, vol. 4, no. 2, pp. 117-119.

9. Frawley David. *Ayurveda: Nature's Medicine*. Twin Lakes, Wisconsin: Lotus Press, 2001.

10. Frawley David, Kshirsagar Suhas. *The Art and Science of Vedic*

Counseling. Twins Lakes: Lotus Press, 2016.

11. Glazier A. A landmark in the history of Ayurveda. *The Lancet*, 2000, vol. 356, issue 9235, p. 1119.

12. Hardiman D. Indian Medical Indigeneity: from Nationalist Assertion to the Global Market. *Social History*, 2009, vol. 34, no. 3, pp. 263-283.

13. Hoernle Rudolph. T*he Bower Manuscript*: *Facsimile Leaves*, *Nagari Transcript*, *Romanized Transliteration and English Translation with Notes*. Calcutta: Superintendent Government Printing, pp. 1893-1912.

14. Hoernle Rudolph. Studies in Ancient Indian Medicine V. — The Composition of the Caraka Samhita in the Light of the Bower Manuscript. *Journal of the Royal Asiatic Society of Great Britain & Ireland*, 1909, vol. 41, no. 4, pp. 857-893.

15. Horne R A. Atomism in Ancient Greece and India. *Ambix*, 2013, vol. 8, no. 2.

16. Huntington L Susan. T*he Art of Ancient India*. New York: Weather Hill, 1985.

17. Joshi K L. *Atharvaveda Samhita*: *Sanskrit Text*, *English Translation*, *Notes & Index of Verses*. New Delhi: Parimal Publications, 2015.

18. Lad Vasant. *Textbook of Ayurveda*: *Fundamental Principles*. Albuquerque, New Mexico: The Ayurveda Press, 2002.

19. Lad Vasant. *Textbook of Ayurveda*: *A Complete Guide to Clinical Assessment*. Albuquerque, New Mexico: The Ayurveda Press, 2007.

20. Lad Vasant. Ayurveda: *The Science of Self-Healing*. Twin Lakes, Wisconsin: Lotus Press, 2009.

21. Lad Vasant. *Textbook of Ayurveda*: *General Principles of Management*

and Treatment. Albuquerque, New Mexico: The Ayurveda Press, 2012.

22. Mamtani Ravinder. Ayurveda and Yoga in Cardiovascular Diseases. *Cardiology in Review*, 2005, vol. 13, no. 3, pp. 155-162.

23. Meulenbeld G J. *A History of Indian Medical Literature Vol 1A*. Groningen: Egbert Forsyen, 1999.

24. Mishra Alka, Bentur Sumitra A, Thakral Sonika, et al. The Use of Integrative Therapy Based on Yoga and Ayurveda in the Treatment of a High-risk Case of COVID-19/SARS-CoV-2 with Multiple Comorbidities: A Case Report. *Journal of Medical Case Reports*, 2021, vol. 15, no. 1.

25. Murthy Srikant K R. *An article on Sushruta in P.V. Sharma History of Medicine in India*. New Delhi: The Indian National Science Academy, 1992.

26. Murlidhar P, Byadgi P S. Sushruta: A great surgeon and visionary of ayurveda. *International Journal of Reseach in Ayurveda & Pharmacy*, 2012, vol.3, no.1, pp. 43-46.

27. Narayanaswamy V. Origin and Development of Ayurveda: A Brief History, *Ancient Science of Life*, 1981, vol. 1, no. 1, pp. 1-7.

28. Pathirana KPMP, Abeysooriya SR, Nuwansiri LSB. A Literary Survey Therapeutic Formulations Used in Nasya Karma (Inhalation Therapy) in with Special Reference to Caraka Samhita. International Conference on Shalakya Tantra, 2017, p. 125.

29. Radhakrishnan S. *Indian Philospphy, Volume II*. UK: Allen & Unwin, 1958.

30. Schmidt BM, Ribnicky DM, Lipsky PE, et al. Revisiting the Ancient Concept of Botanical Therapeutics. *Nature Chemical Biology*, 2007,

vol. 3, no. 7, pp. 360-366.

31. Sharma M Vasudha, Manjunath N K, Nagendra H R, et al. Combination of Ayurveda and Yoga Therapy Reduces Pain Intensity and Improves Quality of Life in Patients with Migraine Headache. *Complementary Therapies in Clinical Practice*, 2018, no. 32, pp. 85-91.

32. Sharma P V. *Caraka Saṃhitā*: *Text with English Translation*. Varanasi: Chaukhambha Orientalia, 1981.

33. Shmuel N. Eisenstadt, ed. *The Origins and Diversity of Axial Age Civilizations*. New York: Suny Press, 1986.

34. Singhal GD, Tripathi SN, Sharma KR. *Madhava-Nidana*: *Edited with Authentic Medical Interpretation in English & Hindi*, *Explanatory Notesand Research Aspects*. Delhi: Chaukhamba Sanskrit Pratishthan, 2008.

35. Singh A, Bhargav H, Bhargav PH, et al. Effect of Integrated Complimentary Therapies on Physical and Psychological Variables of Patients Suffering from Knee Osteoarthritis: A Pilot Feasibility Study. *Int J Yoga - Philosop Psychol Parapsychol*, 2019, no. 7, pp. 48-57.

36. Srikantamurthy K R. *Śārngadhara-saṃhitā*: *A Treatise on Ayurveda*. Varanasi: Chaukhambha Orientalia, Fourth Edition, 2001.

37. Srikantamurthy K R. *Vāgbhaṭa's Aṣṭāñga Hṛdayam*: *Text*, *English Translation*, *Notes*, *Appendix and Indices*, *Volume 1*. Varanasi: Chowkhamba Krishnadas Academy, 2021.

38. Srikantamurthy K R. *Vāgbhaṭa's Aṣṭāñga Hṛdayam*: *Text*, *English Translation*, *Notes*, *Appendix and Indices*, *Volume 2*. Varanasi: Chowkhamba Krishnadas Academy, 2022.

39. Svoboda Robert. *Prakriti*: *Your Ayurvedic Constitution*. Twin

Lakes, Wisconsin: Lotus Press, 1988.

40. Swami Sadashiva Tirtha. *The Āyurveda Encyclopedia*. Bayville, New York: Ayurveda Holistic Center Press, 2005.

41. Vaidya A. Shastri shankar daji pade. *Journal of Ayurveda & Integrative Medicine*, 2010, vol. 1, no. 2, pp. 132-135.

42. Vidyanath R. *Illustrated Astanga Hrdaya of Vagbhata: Text with English Translation and Appendices*. Varanasi: Chaukhamba Surbharati Prakashan, 2019.

43. White G David. *Yoga in Practice*. Princeton University Press, 2012.

44. Zysk Kenneth Gregory. Mythology and the Brahmanization of Indian Medicine: Transforming Heterodoxy into Orthodoxy//Folke Josephson. *Categorisation and Interpretation*. Göteborg: Göteborg Universitet, 1999.

45. 大地原诚玄译:《スシュルタ本集》，京都：临川书店，1971年。

46. 稲村晃旺:《アーユルヴェーダ日常と季節の過し方》，东京：平和出版社，1987年。

47. 矢野道雄:《インド医学概論》，东京：朝日出版社，1988年。

附录Ⅰ　梵汉译名对照表（注：按首字母排序）

1. 文献名

Agniveśa -tantra	《如火氏教法》
Aitareya Upaniṣad	《爱多雷耶奥义书》
Āraṇyaka	《森林书》
Aṣṭādhyāyī	《八章书》
Aṣṭāñga Hṛdaya Saṃhitā	《八支心要集》
Aṣṭāñga Samgraha	《八支集》
Atharva-veda	《阿闼婆吠陀》（汉译《禳灾明论》）
Bhagavadgītā	《薄伽梵歌》
Bhāvaprakāśa	《明解集》
Bṛhadāraṇyaka Upaniṣad	《大林间奥义书》
Brāhmaṇa	《梵书》
Brahma-sūtra	《梵经》
Bṛhadāraṇyaka Upaniṣad	《大森林奥义书》
Caraka Saṃhitā	《遮罗迦本集》
Catuṣkas	四章群
Chāndogya Upaniṣad	《歌者奥义书》（又名《唱赞奥义书》）
Cikitsāsthāna	治疗论（阿育吠陀医典的卷名）
Dhanur Veda	《他奴罗吠陀》
Gaṇdharva Veda	《甘达婆吠陀》
Gauḍapādabhāṣya	《乔荼波陀疏》

Harivaṃśa	《诃利世系》
Haṭha Yoga Pradīpikā	《哈达瑜伽之光》
Indriyasthāna	感觉机能论（阿育吠陀医典的卷名）
Jīvaka-pustaka	《耆婆书》
Kaplasthāna	制药论（阿育吠陀医典的卷名）
Kāṭhaka Upaniṣad	《石氏奥义》（又名《羯陀奥义》）
Krishna Yajurveda	《黑夜柔吠陀》
Mādhava Nidānam	《摩陀婆病理经》
Mahābhārata	《摩诃婆罗多》
Mahanarayaṇa Upaniṣad	《摩诃那罗延那奥义》（又名《大那罗延奥义》）
Maitrāyaṇa Upaniṣad	《慈氏奥义》（又名为《弥勒奥义》）
Muṇḍaka Upaniṣad	《蒙查羯奥义书》
Nidānasthāna	病因论（阿育吠陀医典的卷名）
Praśna Upaniṣad	《六问奥义书》
Rāmāyaṇa	《罗摩衍那》
Ṛg-veda	《梨俱吠陀》
Sāma-veda	《娑摩吠陀》
Sāṃkhya-kārikā	《数论颂》
Śārīrasthāna	身体论（阿育吠陀医典的卷名）
Śārngadhara-saṃhitā	《持弓本集》
Siddhisthāna	完结篇（阿育吠陀医典的卷名）
Sthapatya Veda	《斯塔波迪耶吠陀》
Śukla Yajurveda	《白夜柔吠陀》
Suśruta Saṃhitā	《妙闻本集》

Sūtrasthāna	总论（阿育吠陀医典的卷名）
Suvarṇasaptati-śāstra	《金七十论》
Taittirīya Upaniṣad	《鹧鸪氏奥义》，又译《泰帝利耶奥义》
Upaniṣads	奥义书
Upaveda	副吠陀
Uttara-tantra	补遗篇（阿育吠陀医典的卷名）
Vedāngas	《吠陀六支》
Vrksāyurveda	《植物的阿育吠陀》
Vimānasthāna	判断论（阿育吠陀医典的卷名）
Yajur-veda	《夜柔吠陀》
Yoga-sūtra	《瑜伽经》

2. 神名与人名

Agastya	投山仙人
Agni	火神阿耆尼
Agniveśa	如火氏
Aśhwini Kumars	双马童
Aśvaghoṣa	马鸣
Ātreya Punarvasu	阿提耶尊者
Atri	噬者仙人
Bharadvāja	婆罗堕遮
Brahmā	梵天
Bhela	毗卢
Caraka	遮罗迦
Dhañvañtari	昙梵陀利

Divodāsa	迪沃达萨
Gorakhnath	高罗克萨（也即牧牛尊者）
Hārīta	青苗（又译“诃利多”或“诃里底”）
Indra	因陀罗
Īśvara Kṛṣṇa	自在黑
Jaimini	阇弥尼
Jatūkarṇa	胭脂耳
Jīvaka	耆婆
Kanīska I	迦腻色迦一世
Kṣārapāṇi	差罗波尼
Mādhva	摩陀婆
Mādhavakara	摩陀婆伽罗
Nāgārjuna	龙树
Nārāyaṇa	那罗延仙人
Pāṇini	波你尼
Parāśara	婆罗舍罗（也即破灭仙人）
Parīkṣit	环住王
Patañjali	帕坦伽利（或译“钵颠阇利”）
Prajāpati	生主
Rudra	鲁陀罗、荒神
Soma	苏摩神（酒神、树神）
Suśruta	妙闻氏、苏斯鲁塔
Vāgbhaṭa	瓦跋塔
Vāyu	风神伐尤
Virāj	毗罗阇、遍照者

Viṣṇu	毗湿奴
Viśvāmitra	众友仙人

3. 其他名词

abhyañga	精油按摩
ādāna	脱水季节
Ādi-puruṣa	第一原人
adhyāsa	附托
agada	恶揭陀、阿伽陀药、万应灵药
agada tañtra	毒物学
āgama	圣教量
āgantuka	外源性疾病
āgneya	势力素
agni	阿格尼、消化之火
āhāra	饮食
ahaṃkāra	我慢、自我意识
āhāra-rasa	营养血浆
ajā	牝羊
ājñā	眉间轮
ākāśa	空元素、以太
āma	毒素、病变物
āmāśaya	胃
āmaya	疾病
amla	酸味
amṛta	不死甘露

anāhata	心轮
añjali	体液容积单位
antaḥkaraṇa	内作具
aṇu	极微、原子
anumāna	比量
ānupa	沼地型动物、水栖类
anuvāsana	油性灌肠法
āpas	水元素
apauruṣeya	吠陀经的别名
aprīti	苦
āpyam	水性的
ārtava	生殖组织（女性）
artha	感觉对象、外境、利益
asādhya	不治之症
āsana	体式、体位、坐法
asāpta	全知者
Ashtavidhā Parīkshā	八诊法
asmitā	我见（我慢）
asthi	骨组织
ātman	我、自我、灵魂、阿特曼
ātanka	疾病
āvaraṇa	覆障
avidyā	无明
avyakta	未显的、未显者
āyāma	控制、扩展

āyatana	病因（同nidāna）
āyus	生命
Āyurveda	阿育吠陀
Āyurvedic Yoga	阿育吠陀瑜伽
bahudhātmaka	众持
bala	力、力量
bastī	灌肠法、膀胱、大肠洁净法
bhakti	奉爱精神
Bhastrikā	风箱式住气法
bheda	形变、扭曲
Bhrāmarī	嗡声住气法
bhūśaya	穴居型动物
bhūtāman	元素我
bhuta vidyā	鬼神学
brahman	梵
buddhi	觉、大
buddhīndriyāṇi	五知根
cala	动态的、运动的
cakra	脉轮
Chandas	音韵学
cikitsā	治疗、调查
citta	心
darśana	见、观照、看法
dhairya	信心、耐受力
dhāraṇā	专注、专念

dharma	正法
dhātus	人体组织
dhātu agni	组织之火、组织的代谢
dhoutī	上腹腔清洁法
dhyāna	禅定、禅那、静虑、冥想
dik	方、空间
dinacaryā	日常养生
dipana	促消化剂
doṣa	道夏、病素、过失
doṣapakramaṇīya	道夏疗法
doṣaprakṛti	道夏体质
drava	液态的、流动的
dravya	实体、物质
dravyaguṇa	实体之德、实体的属性
dūṣyas	腐浊
gandha	嗅
grīṣma	夏季
grāmya	家畜
guda	直肠
guhāśaya	洞栖类动物
guṇa	德、属性
guru	重的
Haṭha Yoga	哈达瑜伽
hemanta	早冬
hetu	病因（同 nidāna）

laghu	轻的
indriya	根、器官
jalaja	水居型动物
jalaukā	水蛭
jalecara	水面型动物
jāngala	陆居型动物、
janghāla	疾走兽类
jāthara agni	中央消化之火、胃火
jijñāsā	问询、问诊
jīva	个我、个体灵魂、生命我
jwara	疾病
Jyotiṣa	吠陀天文学
kāla	时间
kālacakra	时间之轮（时间的循环流动）
kālāntara-prānahara	慢性致死
kāma	爱欲
kapha	卡法（道夏）
kapla	被处理过的、药物制剂、仪轨
kapālabhātī	头颅清明法、圣光调息法
kāraṇa	病因（同 nidāna）
karma	作用、业力
kartṛ	能作者
karttā	病因（同 nidāna）
kaśāya	涩味
kashtāsādhya	难治型疾病

Kāsi	迦尸国
kaṭhiṇa	坚硬的
kaṭu	辛味、辣味
kaumāra bhṛya tañtra	小儿科学
kāyacikitsā tañtra	体疗法
khāditam	咀嚼
khara	粗涩的、粗糙的
koṣastha	壳栖类动物
krishna-loha	磁石
kṣetra	肉身、田
kulacharas	水滨兽类动物
lavaṇa	咸味
lekhana	减脂剂
lekhya	乱刺术
lohamala	铁锈
madhura	甘味、甜味
mahat	大
mahāphalā	承载伟大果实之物
manipūra	脐轮
majjā	髓组织
malas	废物
māmsa	肌肉
mañda	惰性、迟钝的
manas	心、意、思想
manas prakṛti	精神原质

mānasa	精神性疾病
mārgo-parodha	肠管闭塞
marma	末摩、穴位
marma adi	末摩斗术
maśaka	神经性皮炎
matsya	鱼类
māyā	摩耶、幻力
meda	脂肪
mokṣa	解脱
mṛdu	柔软的
mūla	根
mūlādhāra	海底轮、根轮
Mūrcchā	眩晕住气法
mūtra	尿液
nādeya	淡水鱼
nādī parīkshā	脉诊
Nālandā Vihāra	那烂陀寺
nābhi	脐、脐轮（胃与肠之间）
nakra	鼻子
nasaya	净鼻法
naulī	腹腔旋转法
netī	鼻腔洁净法
nidāna	原因、病因
nidāna pañcaka	疾病的五范畴
nighantus	泛指药物学著作

nimitta	病因（同 nidāna）
nirūha	非油性灌肠法
Nirukta	语源学
niyama	劝制
ojas	活力素、元精、奥伽斯
oṣadhi	实熟即死类植物
padina	水栖有足类动物
pakvāśaya	肠
Pañcakarma	潘查卡玛（五种排毒疗法）
pañca mahābhūta	五大元素
pāpma	罪孽、过失、疾病
para	最高、最胜
pariṇāma	开展、转变
Pariṇāma−vāda	开展说
parna−mriga	树栖类动物
pārthivam	地性的
pathya	饮食规范
picchila	浑浊的、不透明的
pitta	皮塔（道夏）
plalam	效果
plava	水禽类动物
Plāvinī	漂浮住气法
prabhāva	药物的特有效力
pradhāna	胜因
prakṛti	原质、体质

prakopa	激化
pramā	知识
pramāṇa	量、身材
prameya	所量、认识对象
prāṇa	呼吸、生命气
prāṇāyāma	调息、制气
prasaha	掠食型动物、猛禽类
prasara	扩散
pratuda	啄木型动物、啄禽类
pratyakṣa	现量
pratyaya	病因（同 nidāna）
prīti	乐
phiranga-roga	梅毒
pṛthivī	地元素、土元素
purīṣa	粪便
Puruṣa	原人
pūrvarūpa	前驱症状
pūrvavat	有前比量
rāgam	让血液呈红色的色素
rajas	罗阇
Raja Yoga	胜王瑜伽
rajata	银
rakta	血液
rakta-mokṣa	放血疗法
rarmendriśāṇi	五作根

rasa	味、血浆组织、水银
rasāyana tañtra	长生不老学
roga	疾病
ṛta	规律、秩序
ṛtucaryā	季节养生
rtasya gopā	秩序守护者
rujākara	致痛
rūkṣa	干燥的
rūpa	色、疾病的主要症状
śabda	声
ṣaḍaṅga	身体的六支
sādhya	易治型疾病
sadya-prānahara	即时致死
sahasrāra	顶轮
sākṣin	观者
śakyeprīti	仁爱、慈悲
sālakya tañtra	眼科、特殊外科学
salya tañtra	一般外科学
sama	平衡
saṃādhi	三摩地
sāmānya	相似性
sāmānyota dṛṣṭa	平等比量
saṃhitā	文献集
sammūrcchana	联合
samutthāna	病因（同nidāna）

samprāpti	发病机制
saṃsāra	轮回
sāmudra	海水鱼
saṃyama	总制
sañchaya	累积
sandhi	关节
sāñdra	致密的、固态的
sangrahaka	收敛剂
Sārasvatī	萨拉斯瓦蒂河
śarad	秋季
śārīra	身体、有身我、内源性疾病
sāra	精华、本质、组织活性
Ṣaṭkarma	六净化法
sattva	萨埵、精神状态
śeṣavat	有余比量
shleshmā	黏液（同 kapha）
Siddha	悉达医学
Śikṣa	语音学
sindura	朱砂
sisa	铅
śiśira	晚冬季
śiṣṭa	学术专家
śīta	冷的
Śītalī	清凉住气法
Sītkārī	嘶声住气法

ślakṣna	光滑的
snāyu	筋腱
snigdha	油性的、油湿的
soma	苏摩酒，或名为“苏摩”的植物
somātmakam	带有苏摩的性质
śoṇita	卵子
sparśa	触
srotas	脉道（同dhamanī、śirā、mārga、nādi或patha）
sroni	骨盆
srotāmsi	脉道系统
sthāna-samshraya	沉淀
sthira	静态的、不动的
sthūla	粗大的
śukra	精子、精液、生殖组织
sūkṣma	精微的
Sūrya Bhedana	太阳脉贯穿法（调息）
sūtra	经、诗颂体
suvarna	金
svābhāvika	自然性疾病
svādhishthāna	生殖轮
svastha	健康、自在
sveda	汗液
taijasam	火性的
Takshashila	塔克沙伊拉，印度古代的学术中心
tamas	答磨

tamra	铜
tanmātrās	五尘（五唯）
tapa	燃烧、加热、苦行
tejas	火、热、势力素
tikta	苦味
tīkṣṇa	敏锐的、尖锐的
trapvādi gana	以锡为首的金属矿物药族
trapu	锡
trāṭaka	凝视法
Tridoṣa	三道夏学说
Triguṇa	三德
Ujjāyī	乌加依住气法（喉式呼吸法、最胜住气法）
upadhātus	副组织、次要组织
upamāna	譬喻量、模拟
upaśaya	疾病的适宜性
uṣṇa	热的
vaidya	医者、医生
vaikalyakara	致残
vaishamya	饮食的不规范性
vājīkaraṇa tañtra	强精学
vamana	催吐剂、催吐法
vanaspati	有实无花类植物
vānaspatya	有花有实类植物
varṣā	雨季
vasā	膏质

vasanta	春季
vastu	吠陀风水学
vāta	瓦塔（道夏）
vāyaviyam	风性的
vāyu	风元素、气
veda	吠陀、知识
vibuddha	开悟者
vikāra	变异
vikṛti	后天体质、变异
vileśaya	穴居类动物
vipāka	药物的后消化效应
virechana	泻下剂、泻下法
vīrudh	蔓生型植物
vīrya	药物的效力
viṣāda	幻
viśada	清晰的、透明的
viśalyaghna	去异致死
visarga	补水季节
viṣaya	客观性
viśeṣa	别异
viṣkara	觅地型动物、鹑鸡类
visuddha	喉轮
vṛddhātra	三医圣，指遮罗迦、妙闻氏与瓦跋塔
vringhana	强壮剂
vṛttis	造作

Vyākaraṇa	语法学
vyādhi	疾病
vyakti	发病、爆发
yakṣmā	疾病
yama	禁制
yāpya	可控型疾病
yoga	瑜伽
yoni	阴部、病因
yukti	理、理性、相应

附录II 《遮罗迦本集》226种药物梵语名称与中文译名对照表（注：按首字母排序）

序号	梵语药品	中文药品	植物学药品
1	agnimantha	伞序臭黄荆	Premna integrifolia Linn.
2	agnimukhī（同 lāṇgalī）	嘉兰	Gloriosa superba Linn.
3	aguru	沉香	Aquilaria agallocha Roxb.
4	aindrī	假马齿苋	Bacopa monnieri (Linn) Pennell.
5	ajagandhā	百里香	Thymus serpyllum Linn.
6	ajamodā	旱芹	Apium graveolens Linn.
7	āmalakī	余甘子（菴摩勒）	Emblica officinalis Gaertn.
8	ambaṣṭhakī	没食子	Quercus infectoria Olive.
9	amlavetasa	大果藤黄	Garcinia pedunculata Roxb.
10	amoghā（同 lakṣmaṇā）	小花琉璃草	Cynoglossum lanceolatum Forsk.
11	āmra	芒果	Mangifera indica Linn.
12	āmrātaka	槟榔青	Spondias pinnata (L. f.) Kurz.
13	amṛtā（同 guḍūcī）	心叶青牛胆	Tinospora cordifolia (Willd) Miers.
14	apāmārga	土牛膝	Achyranthes aspera Linn.
15	āragvadha	阿勃勒（腊肠树、牛角树）	Cassia fistula Linn.

续 表

序号	梵语药品	中文药品	植物学药品
16	ariṣṭā（同 nimba）	印度楝	Azadirachta indica A. Juss.
17	arjuna	阿江榄仁	Terminalia arjuna (Roxb. ex DC.) Wight & Arn.
18	arka	牛角瓜	Calotropis gigantea (L.) W. T. Aiton.
19	asana	毛榄仁（使君子科）	Terminalia tomentosa Wight et Arn.
20	aśmantaka	心叶榕	Ficus rumphii Blume.
21	aśoka	印度无忧花	Saraca indica Linn.
22	aśokarohiṇī	印度无忧树	—
23	aśvagandhā	南非醉茄	Withania somnifera (L.) Dunal.
24	aśvakarṇa	娑罗树	Shorea robusta Gaertn.
25	aśvattha	菩提树	Ficus religiosa Linn.
26	atibalā	白背黄花稔	Sida rhombifolia Linn.
27	atirasā	总序天冬	Asparagus racemosus Willd.
28	ativiṣā	异叶乌头（印度乌头）	Aconitum heterophyllum Wall.
29	avyathā（同 kadalī）	大蕉	Musa paradisiaca Linn.
30	balā	心叶黄花稔	Sida cordifolia Linn.
31	badara	枣	Zizyphus jujuba Lam.

续 表

序号	梵语药品	中文药品	植物学药品
32	Bhadraudanī（同 Kāśmarī）	云南石梓	Gmelina arborea Roxb.
33	bhallātaka	打印果	Semecarpus anacardium Linn. f.
34	bhārdvājī（同 kārpāsī）	海岛棉	Gossypium barbadense Linn.
35	bhūtīka（同 yavānī）	阿育魏实	Trachyspermum ammi (L.) Sprague.
36	bibhītaka	毗黎勒	Terminalia bellirica (Gaertn.) Roxb.
37	bilva	木橘	Aegle marmelos (L.) Correa.
38	bimbī	红瓜	Coccinia indica W. and A.
39	brāhmī	积雪草	Centella asiatica (L.) Urb.
40	bṛhatī	刺天茄	Solanum indicum Linn.
41	caṇḍā	欧白芷	Angelica archangelica Linn.
42	candana	檀香	Santalum album Linn.
43	cavya	假荜拔（cavikā）的根	Piper retrofractum Vahl.
44	citrā（同 dantī）	斑籽	Baliospermum montanum Muell.
45	citraka	白花丹	Plumbago zeylanica Linn.
46	cirabilva	印缅榆	Holoptelia integrifolia Planch.
47	coraka	灰叶当归	Angelica glauca Edgew.

续 表

序号	梵语药品	中文药品	植物学药品
48	dāḍima	石榴	Punica granatum Linn.
49	darbha（同 kuśa）	羽穗草	Desmostachya bipinnata (L.) Stapf.
50	dāruharidrā	具芒小檗	Berberis aristata DC.
51	devadāru	雪松	Cedrus deodara (Roxb.) Loud.
52	dhanvayāsa（同 durālabhā）	圣母斗篷（蒺藜科蔓刺玫属）	Fagonia cretica Linn.
53	dhānyaka	芫荽	Coriandrum satvum Linn.
54	dhātakī	虾子花属	Woodfordia floribunada Salisb.
55	drākṣā	葡萄	Vitis vinifera Linn.
56	durālabhā（同 dhanvayāsa）	圣母斗篷（蒺藜科蔓刺玫属）	Fagonia cretica Linn.
57	elā	小豆蔻	Elettaria cardamomum (L.) Maton.
58	elavāluka	酸樱桃	Prunus cerasus Linn.
59	eraṇḍa	蓖麻	Ricinus communis Linn.
60	gaṇḍīra（同 kāṇḍīra）	石龙芮	Ranunculus sceleratus Linn.
61	golomī	亮蛇床	Selinum Sp.
62	gokṣura	刺蒺藜	Tribulus terrestris Linn.

续 表

序号	梵语药品	中文药品	植物学药品
63	guḍūcī（同 amṛtā）	心叶青牛胆	Tinospora cordifolia (Willd) Miers.
64	gundrā	象蒲	Typha elephantina Roxb.
65	haimavatī	菖蒲	Acorus calamus Linn.
66	haṃsapādī	半月形铁线蕨	Adiantum lunulatum Burm.
67	haridrā	姜黄	Curcuma longa Linn.
68	harītakī	诃子	Terminalia chebula Retz.
69	hiṅgu	阿魏	Ferula foetida Regel.
70	hrīvera（同 bālaka）	长序缬草	Valeriana hardwickii Wall.
71	ikṣu	甘蔗	Saccharum officinarum Linn.
72	ikṣuraka	长叶爵床	Astercantha longifolia (L.) Nees.
73	indrayava	止泻木的种子	—
74	jambū	乌墨	Syzygium cumini (L.) Skeels.
75	jātī	素馨花	Jasminum grandiflorum Linn.
76	jaṭilā	缬草属	Valeriana Sp.
77	jīraka	孜然芹	Cuminum cyminum Linn.
78	jīvaka	浅裂沼兰	Microstylis wallichii Lindl.
79	jīvantī	吉万提	Leptadenia reticulata W. & A.
80	jyotiṣmatī	灯油藤	Celastrus paniculatus Willd.

续 表

序号	梵语药品	中文药品	植物学药品
81	kacchurā（同 dhanvayāsa, durālabhā）	圣母斗篷（蒺藜科蔓刺玫属）	Fagonia cretica Linn.
82	kadamba	团花	Anthocephalus cadamba (Roxb.) Miq.
83	kadara	金合欢	Acacia farnesiana (Linn.) Willd.
84	kaiṭarya	苦楝	Melia azedaracha Linn.
85	kākolī	轮叶黄精	Polygonatum verticillatum (L.) All.
86	kāṇḍekṣu（同 ikṣu）	甘蔗	Saccharum officinarum Linn.
87	kaṇṭakārī	黄果茄	Solanum xanthocarpum Schrad. et Wendl.
88	kapītana	槟榔青属	Spondias mangibera.
89	karamarda	刺黄果	Carissa carandas Linn.
90	karavīra	夹竹桃	Nerium indicum Mill.
91	karbudāra	白花羊蹄甲	Bauhinia variegata Linn.
92	karkandhu	铜钱枣	Ziziphus nummularia W. & A.
93	karkaṭaśṛṅgī	斑马木	Pistacia integerrima.
94	kāśa	甜根子草	Saccharum spontaneum Linn.

续 表

序号	梵语药品	中文药品	植物学药品
95	kāśmarya（同bhadraudanī）	云南石梓	Gmelina arborea Roxb.
96	kataka	马钱子	Strychnos potatorum Linn.
97	kaṭphala	南亚杨梅	Myrica nagi Thunb.
98	kaṭurohinī	黑嚏根草	Helleborus niger Linn.
99	kattṛṇa	辣薄荷草	Cymbopogon jwarancusa (Jones) Schult.
100	kaṭukā	胡黄连	Picrorhiza kurroa Royle ex Benth.
101	kebuka	闭鞘姜	Costus speciosus (Koen.) Sm.
102	khadira	儿茶	Acacia catechu (L.) Willd.
103	kharjūra	林刺葵	Phoenix sylvestris Roxb.
104	kiṇihī	菲律宾合欢	Albizzia procera (Willd.) Benth.
105	kirātatiktaka	印度獐牙菜	Swertia chirata Buch-Hum.
106	kovidāra	红花羊蹄甲	Bauhinia purpurea Linn.
107	kṣavaka	石胡荽	Centipeda minima (L.) A. Br. & Asch.
108	kṣīrakālolī	象牙参属	Roscoea procera Wall.
109	kumuda	白睡莲	Nymphaea alba Linn.
110	kuśa（同darbha）	羽穗草	Desmostachya bipinnata (L.) Stapf.

续 表

序号	梵语药品	中文药品	植物学药品
111	kuṣṭha	云木香	Saussurea lappa (Decne.) C. B. Clarke.
112	kuṭaja	止泻木	Holarrhena antidysenterica Wall.
113	kuvala	枣属，酸枣（badara）的变种	Zizyphus Sp.
114	lājā	一种干米片	—
115	latā（同priyaṅgu）	大叶紫珠	Callicarpa macrophylla Vahl.
116	lodhra	珠仔树	Symplocos racemosa Roxb.
117	madana	山石榴，对面花	Randia dumetorum Lam.
118	madanaphala	山石榴果	—
119	madhuka	印度紫荆木	Madhuca indica J. F. Gmel.
120	madhuparṇī（同madhuka）	印度紫荆木	Madhuca indica J. F. Gmel.
121	mahāmedā（同kākolī）	轮叶黄精	Polygonatum verticillatum (L.) All.
122	mahāśvetā（同kiṇihī）	菲律宾合欢	Albizzia procera (Willd.) Benth.
123	maṇḍūkaparṇī	一种积雪草的替代物	—
124	mañjiṣṭhā	茜草	Rubia cordifolia Linn.
125	mātuluṅga（同bījapūraka）	枸橼	Citrus medica Linn.
126	marica	胡椒	Piper nigrum Linn.

续 表

序号	梵语药品	中文药品	植物学药品
127	māṣa	黑绿豆	Phaseolus mungo Linn.
128	māṣaparṇī	软荚豆	Teramnus labialis Sp.
129	medā（同 kākolī, mahāmedā）	轮叶黄精	Polygonatum verticillatum (L.) All.
130	mocarasa	木棉的分泌物	—
131	mṛdvīkā（同 drākṣā）	葡萄	Vitis vinifera Linn.
132	mudgaparṇī	三裂叶豇豆	Phaseolus trilobus Ait.
133	mūrvā	通光散	Marsdenia tenacissima (Roxb.) W. & A.
134	musta	香附子	Cyperus rotundus Linn.
135	naktamāla	水黄皮	Pongamia pinnata (L.) Pierre.
136	nalada（同 māṃsī）	匙叶甘松	Nardostachys jatamansi DC.
137	nalina	莲花	Nelumbo nucifera Gaertn.
138	nīlotpala	莲花的蓝色变种	—
139	nimba（同 ariṣṭā）	印度楝	Azadirachta indica A. Juss.
140	nīpa	小叶帽柱木	Mitragyna parvifolia (Roxb.) Korth.
141	nirguṇḍi	黄荆	Vitex negundo Linn.

续 表

序号	梵语药品	中文药品	植物学药品
142	padmā（同cāraṭī）	旋覆花属	Inula Sp.
143	padmaka	高盆樱桃	Prunus cerasoides D. Don.
144	padmakeśara	红莲的莲蕊	Nelumbium speciosum Willd.
145	palaṅkaṣā（同māṃsī）	匙叶甘松	Nardostachys jatamansi DC.
146	pālindī	盒果藤	Operculina turpethum (L.) S. Manso.
147	parpaṭaka	印度烟雾花	Fumaria indica (Haussk.) Pusley.
148	paruṣaka	亚洲解宝叶	Grewia asiatica Linn.
149	pāṣāṇabheda	舌岩白菜	Bergenia ligulata (Wall.) Engl.
150	pāṭalā	羽叶楸	Stereospermum suaveolens DC.
151	pāṭhā	锡生藤	Cissampelos pareira Linn.
152	paṭola	瓜叶栝楼	Trichosanthes dioica Roxb.
153	payasyā	白花菜	Gynandropsis pentaphylla (L.) Briq.
154	phalgu	无花果	Ficus carica Linn.
155	pīlu	木樨榄牙刷树	Salvadora oleoides Decne.
156	pippalī	荜拨	Piper longum Linn.
157	pippalīmūla	荜茇的根	—

续 表

序号	梵语药品	中文药品	植物学药品
158	plakṣa	雅榕	Ficus lacor Buch-Ham.
159	priyāla	兰桑山羡子	Buchanania lanzan Spreng.
160	priyaṅgu（同latā）	大叶紫珠	Callicarpa macrophylla Vahl.
161	pṛśniparṇī	美花狸尾豆	Uraria picta Desv.
162	punarnavā	黄细心	Boerhaavia diffusa Linn.
163	puṇḍarīka	莲花的一个变种	—
164	punnāga	红厚壳	Calophyllum inophyllum Linn.
165	puṣkaramūla	总状土木香的根	Inula racemosa Hook. f.
166	rāsnā	阔苞菊属	Pluchea lanceolata (DC.) Oliv. & Hiern.
167	ṛṣabhaka	产于喜马拉雅山的一种球根植物	Microstylis muscifera Ridley.
168	ṛṣabhī	刺毛黧豆	Mucuna pruriens(L.)DC.
169	rohiṇī	印度红木	Soymida febrifuga A. Juss.
170	śakulādanī	沼菊	Enydra fluctuans Lour.
171	śāla（同aśvakarṇa）	娑罗树	Shorea robusta Gaertn.
172	śālaparṇī	大叶山蚂蝗	Desmodium gangeticum (L.) DC.
173	śāli	水稻	Oriza sativa Linn.
174	śallakī	印度乳香	Boswellia serrata Roxb.

续 表

序号	梵语药品	中文药品	植物学药品
175	śalmalī	木棉	Salmalia malabarica (DC.) Schott et Endl.
176	samaṅgā	含羞草	Mimosa pudica Linn.
177	śaṇapuspī	多疣猪屎豆	Crotalaria verrucosa Linn.
178	śaṅkhinī	蒿状大戟	Euphorbia dracunculoides Lam.
179	saptaparṇa	糖胶树	Alstonia scholaris (L.) R. Br.
180	sārivā	代菝葜	Hemidesmus indicus (L.) R.Br.
181	sarṣapa	紫菜薹	Brassica campestris.
182	ṣaṣṭika	稻米的一个变种	—
183	śatapatra（同 kamala）	莲花	Nelumbo nucifera Gaertn.
184	śatapuṣpā	莳萝	Peucedanum graveolens Linn.
185	śatavīryā（同 śatavarī）	总序天冬	Asparagus racemosus Willd.
186	śaṭī	疏花草果药	Hedychium spicatum Ham. ex Smith.
187	saugandhika	睡莲的一个变种	—
188	śīgru	辣木	Moringa pterygosperma Gaertn.
189	śirīṣa	阔荚合欢	Albizia lebbeck (L.) Benth.

续 表

序号	梵语药品	中文药品	植物学药品
190	śivā（同āmalakī）	余甘子（菴摩勒、印度硬毛猕猴桃）	Emblica officinalis Gaertn.
191	śleṣmātaka	毛叶破布木	Cordia myxa Roxb.
192	somavalka（同kadara）	金合欢	Acacia farnesiana (Linn.) Willd.
193	śrīveṣṭaka	西藏长叶松的松脂	Pinus roxburghii Sarg.
194	sṛṅgavera	姜	Zingiber officinale Roscoe.
195	sthirā（同śālaparṇī）	大叶山蚂蝗	Desmodium gangeticum (L.) DC.
196	sūkṣmailā（同elā）	小豆蔻	Elettaria cardamomum (L.) Maton.
197	śuṇṭhī（同sṛṅgavera）	姜	Zingiber officinale Roscoe.
198	śyonāka	木蝴蝶	Oroxylum indicum Vent.
199	suvahā（同gandhanākulī）	印度马兜铃	Aristolochia indica Linn.
200	svarṇakṣīrī	天山大戟	Euphorbia thomsoniana Boiss.
201	śvetā	蝶豆	Clitoria ternatea Linn.
202	tagara	囊距翠雀花	Delphinium brunonianum Royle.
203	tāmalakī	玉凤花属	Habenaria Sp.
204	tila	芝麻	Sesamum indicum Linn.

续 表

序号	梵语药品	中文药品	植物学药品
205	tinduka	镇杜迦果	Diospyros tomentosa Roxb.
206	trivṛt（同 pālindī）	盒果藤	Operculina turpethum (L.) S. Manso.
207	udumbara	聚果榕	Ficus racemosa Linn.
208	uśīra	香根草	Vetiveria zizanioides (L.) Vach.
209	utpala（同 kumuda）	白睡莲	Nymphaea alba Linn.
210	vacā（同 haimavatī）	菖蒲	Acorus calamus Linn.
211	vañjula（同 vetasa）	黄花柳	Salix caprea Linn.
212	vaśīra	药用藤芋	Scindapsus officinalis (Roxb.) Schott.
213	vasuka	木樨	Osmanthus fragrans Lour.
214	vaṭa	孟加拉榕	Ficus bengalensis Linn.
215	vāṭyapuṣpī（同 balā）	心叶黄花稔	Sida cordifolia Linn.
216	vayaḥsthā（同 brāhmī）	积雪草	Centella asiatica (L.) Urb.
217	vidārī	印度葛藤	Pueraria tuberosa DC.
218	viḍaṅga	白花酸藤果	Embelia ribes Burm f.
219	vidārigandhā	狸尾豆	Uraria lagopodioides (L.) Desv.

续 表

序号	梵语药品	中文药品	植物学药品
220	vidula	红花玉蕊	Barringtonia acutangula (L.) Gaertn.
221	viṣvakṣenakāntā（同 latā, priyaṅgu）	大叶紫珠	Callicarpa macrophylla Vahl.
222	vṛkṣādanī	桑寄生属	Loranthus Sp.
223	vṛkṣāmla	印度藤黄	Garcinia indica Chois.
224	vṛścīra（同 punarnavā）	黄细心	Boerhaavia diffusa Linn.
225	yaṣṭikā（同 madhuka）	印度紫荆木	Madhuca indica J. F. Gmel.
226	yava	大麦	Hordeum vulgare Linn.